Ma beauté vivante

De la même auteure aux éditions Leduc :
Moins mais mieux avec la Slow Cosmétique, 2021.

Leduc s'engage pour une fabrication écoresponsable !
« Des livres pour mieux vivre », c'est la devise de notre maison. Et vivre mieux, c'est vivre en impactant positivement le monde qui nous entoure ! C'est pourquoi nous avons fait le choix de l'écoresponsabilité. Pour en savoir plus, rendez-vous sur notre site.

Avec la collaboration d'Alix Lefief-Delcourt
Relecture : Camille Le Dain
Maquette : Ma petite FaB – Laurent Grolleau
Design de couverture : Laurence Maillet
Illustrations de couverture : © Shutterstock
Photographie de l'auteure : © Dorian Lohse, K-pture.com
Illustrations intérieures : © Adobe Stock et Shutterstock

76, boulevard Pasteur
75015 Paris – France
ISBN : 979-10-285-3116-4

RACHEL DIPINTO

Ma beauté vivante

LEDUC

Sommaire

Sommaire 5

Introduction 7

PARTIE 1
À LA DÉCOUVERTE DE LA BEAUTÉ VIVANTE....................11

La peau, un organe vivant 13

Qu'est-ce que la Beauté Vivante ? 25

Comment choisir ses cosmétiques en Beauté Vivante ? 35

Confectionner votre huile de soin en Beauté Vivante............ 44

Mes autres outils 69

PARTIE 2
MES ROUTINES DE BEAUTÉ VIVANTE 77

Ma routine quotidienne sur 24 heures 79

Ma routine universelle du matin 82

Ma routine universelle du soir 86

Ma routine gommage ou masque, une fois par semaine........104

Ma routine massage du visage..106

Mes routines beauté au rythme des saisons..........................110

Mes routines sur mesure..133

PARTIE 3
MON CARNET DE RECETTES...147

Les produits du quotidien..149

Les soins spéciaux à faire occasionnellement.......................157

Conclusion.. 169

Carnet d'adresses... 171

Remerciements... 173

Bibliographie.. 175

Introduction

Plus jeune, je n'avais aucune idée précise du métier que je voulais faire à l'âge adulte. J'ai suivi le cursus d'études classique jusqu'à l'université, mais à ce moment-là, j'ai compris que cela n'avait pas de sens pour moi. Pourquoi étais-je à l'université ? À part faire la fête, je n'avais aucun projet en tête. J'avais 20 ans.

En discutant de mon avenir professionnel avec ma grande sœur et son compagnon, j'ai eu une révélation ! Leurs paroles résonnent encore en moi comme si c'était hier : « Mais Rachel ! Depuis toujours, tu aimes prendre soin des gens. Pourquoi ne pas suivre une formation d'esthéticienne ? »

Effectivement, prendre soin des personnes avait du sens pour moi. J'ai donc entrepris une formation d'esthéticienne avec enthousiasme, apprenant les subtilités des soins du visage et du corps. J'ai découvert l'univers des instituts de beauté, des spas et des salons de massage. J'ai exploré différentes marques de cosmétique et pris plaisir à prodiguer des soins en tant que professionnelle de la beauté.

Malheureusement, j'ai commencé à développer des allergies cutanées, avec de l'eczéma accompagné d'irritations et de démangeaisons intenses aux mains et aux bras. Je ne pouvais plus utiliser aucun produit, ce qui a mis fin à ma carrière d'esthéticienne en institut de beauté.

J'ai alors trouvé ma place dans le milieu de la parapharmacie, où j'ai découvert un autre monde : celui des plantes médicinales. Les huiles essentielles, les compléments alimentaires à base de plantes et les huiles végétales ont attiré mon attention. J'ai commencé à expérimenter intuitivement des mélanges que j'appliquais sur ma peau, me rappelant mes jeux d'enfant où je concoctais des potions magiques avec ce que je trouvais à la maison.

Parallèlement, j'ai découvert le travail de l'Association Slow Cosmétique, et je me suis de plus en plus intéressée aux ingrédients qui composent nos produits cosmétiques. En utilisant des produits naturels et des soins faits maison, j'ai commencé à guérir de mon eczéma. J'ai pu à nouveau utiliser des cosmétiques plus naturels et prodiguer des soins.

C'est ainsi que j'ai fait connaissance avec l'univers de l'herboristerie. J'ai suivi une formation sur les plantes médicinales pour la peau et le bien-être, découvrant de nombreuses possibilités pour prendre soin de nous avec des ingrédients bruts et nobles. Depuis lors, mon désir d'aider les gens à maintenir une bonne santé et une peau rayonnante, quel que soit leur âge, ne m'a jamais quittée. Au fil des décennies, ma soif d'apprendre m'a poussée à étudier une grande variété de méthodes de soin pour le visage et le corps, notamment le yoga du visage, l'acupression, l'herboristerie, l'aromathérapie, la nutrition et les massages. Les thérapies anciennes et la science moderne peuvent apporter des soins extraordinaires pour notre bien-être.

Ces diverses formations ont transformé ma perspective et ma philosophie de l'apparence. Une peau saine ne dépend pas de la dernière crème « miracle » ou du dernier « superingrédient » breveté. Prendre soin de soi doit être intégré dans une routine quotidienne. C'est un art de vivre.

Une peau saine et éclatante s'obtient grâce à des produits naturels judicieusement choisis, à l'exercice, aux techniques de gestion du stress, à une prise de conscience de notre corps et bien sûr à l'alimentation.

Vous pouvez obtenir un teint dont vous êtes fier(e), quels que soient votre budget, votre âge ou votre type de peau, à condition d'apprendre à comprendre votre peau. La peau n'est pas immuable, elle évolue tout au long de la vie.

C'est pour vous expliquer tout cela que j'ai écrit ce guide. En partageant mes années d'expérience et des conseils d'initiés, j'espère vous aider à découvrir comment optimiser la santé de votre peau. Je souhaite que la vitalité fasse partie intégrante de votre quotidien. Oubliez vos idées préconçues sur l'esthétique ! La Beauté Vivante va au-delà de l'apparence. Elle nourrit l'âme, l'essence, l'être.

Après de nombreuses années à recevoir des client(e)s, je suis consciente du lien qui existe entre notre peau, notre estime de soi et notre identité. C'est pourquoi je partage ma philosophie de la Beauté Vivante. Voyez ce livre comme un guide, un ami de confiance à consulter chaque fois que vous aurez besoin de rituels bien-être et de confiance dans votre vie. J'espère que vous apprécierez cet ouvrage ainsi que les différents conseils et pratiques que je vous propose pour concocter vos propres remèdes de beauté. N'oubliez pas de rester à l'écoute de vos besoins et soyez bienveillant(e) envers vous-même.

La Beauté Vivante a changé ma relation avec mon corps. Pendant des années, j'ai lutté pour correspondre aux normes de beauté. La Beauté Vivante m'a libérée de cette obsession et m'a permis d'honorer mon corps. Prendre soin de soi réunit le corps et l'âme. Aujourd'hui, je vis authentiquement malgré mes imperfections (et j'en ai beaucoup ☺).

Bienvenue dans le monde du vivant.

Rachel

PARTIE I

À LA DÉCOUVERTE DE LA BEAUTÉ VIVANTE

Avant de définir le concept de Beauté Vivante, découvrons ensemble les principales caractéristiques de notre peau…

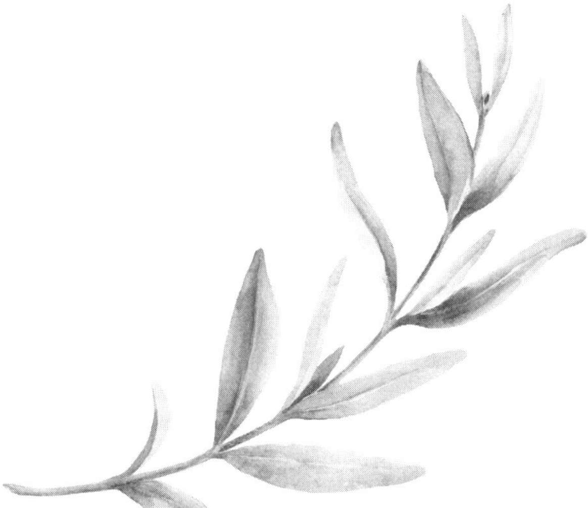

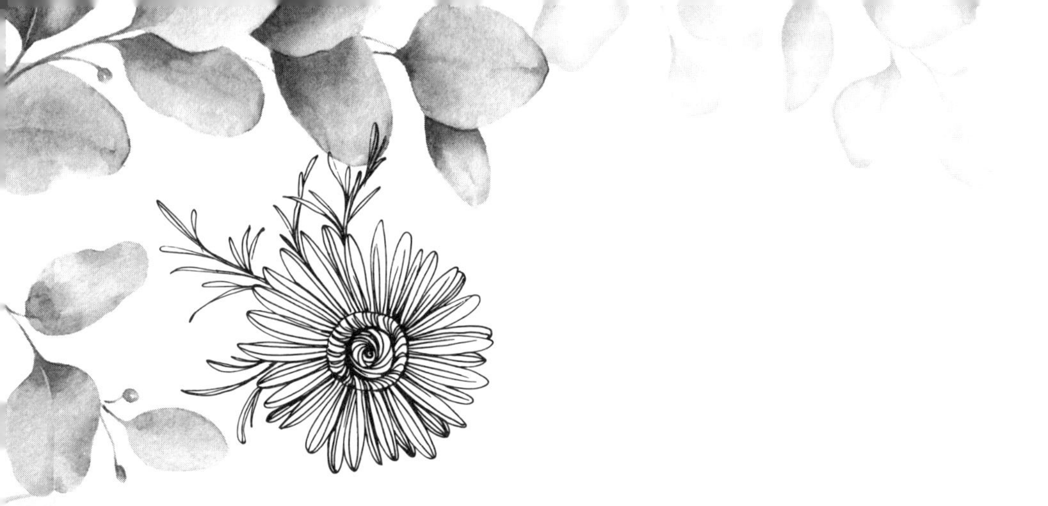

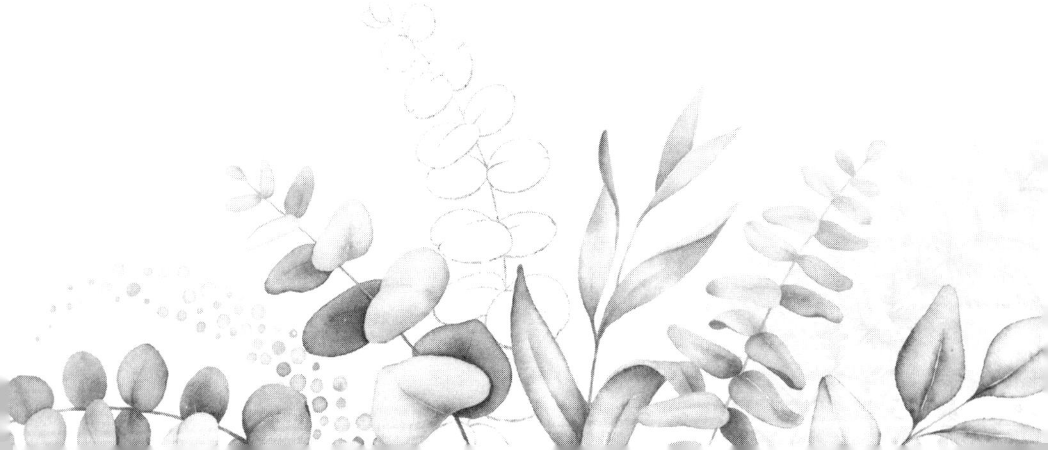

La peau, un organe vivant

La peau est un organe, c'est-à-dire une structure biologique composée de différents tissus qui travaillent ensemble pour accomplir des fonctions spécifiques. Par exemple, le cœur pompe le sang pour faire circuler l'oxygène et les nutriments dans tout le corps. Les poumons sont des organes responsables de la respiration, permettant au corps de prendre de l'oxygène de l'air et d'éliminer le dioxyde de carbone. Le cerveau contrôle les fonctions corporelles et les processus mentaux. Le foie aide à détoxifier le corps et à traiter les nutriments. Les reins filtrent les déchets du sang, et les intestins permettent la digestion et l'absorption des nutriments.

Pour prendre soin de sa peau, il est important de connaître sa composition et ses fonctions.

Trois couches

La peau est composée de trois couches différentes.

1. **L'épiderme** est la couche la plus externe de la peau. C'est comme une barrière protectrice qui empêche les microbes et autres intrus indésirables d'entrer. Il est composé de cellules appelées kératinocytes qui se renouvellent constamment. C'est ici que se trouvent nos célèbres cellules de la pigmentation, les mélanocytes, qui donnent à notre peau sa couleur unique.

2. Juste en dessous de l'épiderme se trouve **le derme.** Il est un peu comme le « lieu de vie » de notre peau. Il contient des vaisseaux sanguins qui transportent l'oxygène et les nutriments nécessaires à la peau. Le derme abrite

également les follicules pileux (les racines de nos poils) et les glandes sudoripares (qui produisent la transpiration pour nous rafraîchir). C'est dans cette couche que se trouvent les terminaisons nerveuses responsables de nos sensations tactiles, comme le toucher et la douleur.

3. Enfin, la couche la plus profonde est **l'hypoderme.** Elle est principalement composée de tissu adipeux (graisse). Cette couche sert de coussin protecteur pour notre corps et aide à réguler notre température corporelle en isolant la chaleur. L'hypoderme donne également à notre peau une apparence lisse et rebondie.

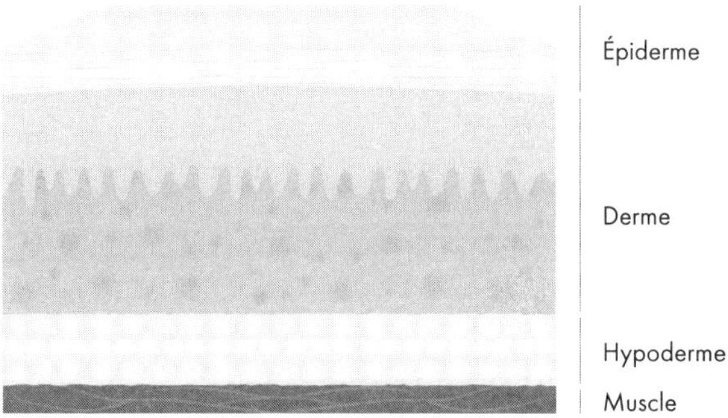

LE SAVIEZ-VOUS ?

- La peau est l'organe vivant le plus lourd du corps. Son poids varie entre 4 et 5 kg, soit environ 7 % du poids total du corps.
- Son épaisseur moyenne varie entre 1 et 3 mm selon sa localisation sur le corps. Par exemple : 0,5 mm sur les paupières et 4 mm sur les talons.
- La température de la peau oscille entre 31 et 33 °C dans des conditions normales, sauf sous les aisselles où elle est d'environ 37 °C.

- Le pH de la peau est acide, ce qui la rend hostile aux micro-organismes. Il oscille autour de 5,5 sur une échelle de 0 à 14.
- 300 millions de cellules de la peau se renouvellent tous les jours. Elle est composée de 2 000 milliards de cellules.
- Les tissus de la peau contiennent entre 6 et 8 litres d'eau dont s'évaporent chaque jour 600 ml en moyenne. La peau est composée à 70 % d'eau, à 27,5 % de protéines, à 2 % de lipides et à 0,5 % de sels minéraux et d'oligo-éléments.
- La peau possède 650 000 récepteurs sensoriels.

Des fonctions vitales

Notre peau raconte notre histoire. Chaque cicatrice est un souvenir, chaque tache une nuance de notre vie. La peau est l'expression de nos joies et de nos peines. Mais au-delà de façonner notre apparence physique et esthétique, la peau a aussi plusieurs fonctions vitales à remplir.

- **Protection.** La peau agit comme un bouclier contre les agressions extérieures.

- **Sensation.** La peau contient une variété de terminaisons nerveuses qui réagissent à la chaleur, au froid, à la pression, aux vibrations, au toucher et aux lésions tissulaires.

- **Régulation thermique.** La peau permet d'assurer l'équilibre thermique en contrôlant la dilatation ou la constriction des vaisseaux sanguins. La peau offre une surface où la transpiration peut s'évaporer, permettant ainsi de réguler la température corporelle et de maintenir un équilibre thermique.

- **Écosystème intelligent.** La peau abrite un réseau complexe de lipides, d'eau et de bactéries bénéfiques qui interagissent harmonieusement pour maintenir son équilibre et favoriser une peau saine. De plus, la peau nous permet de synthétiser la vitamine D.

- **Évacuation.** Grâce à la sueur, la peau élimine les déchets et les toxines du corps. C'est une véritable usine de tri pour l'organisme.
- **Absorption.** La peau permet à notre corps d'assimiler des substances bénéfiques telles que les médicaments topiques ou les produits de soins cutanés, qui pénètrent dans les couches de la peau pour agir localement.
- **Résistance à l'eau.** La peau possède une remarquable résistance à l'eau grâce à sa couche supérieure, appelée l'épiderme, qui est composée de cellules étroitement liées et recouverte d'un film hydrophobe protecteur. Cela permet de garder des nutriments essentiels pour le corps.
- **Reflet de notre santé.** La peau reflète visiblement notre état de santé. Elle peut révéler des indices subtils tels que l'éclat, la texture et la clarté, permettant ainsi de déceler d'éventuels déséquilibres internes ou problèmes dermatologiques.
- **Témoin de nos émotions.** La peau est un témoin sensible de nos émotions, exprimant des signes tels que des rougeurs, de la transpiration ou des frissons, révélant ainsi nos fluctuations émotionnelles.

Quel est mon type de peau ?

La segmentation par « types de peau » est une arme majeure des géants industriels de la cosmétique pour… nous faire consommer plus. En réalité, cette notion importe moins qu'on ne le pense. Il existe en effet **deux autres éléments clés dont nous devons tenir compte : la sensibilité et le taux d'hydratation.**

Afin de déterminer vos besoins en matière de cosmétiques et de prendre soin de votre peau de manière optimale, il est essentiel de comprendre ce qui se passe à sa surface. La peau peut ainsi présenter des caractéristiques variées, parfois combinées. Par exemple, on peut très bien avoir la peau grasse tout en ressentant un inconfort parce qu'elle est déshydratée par endroits. Et il n'est pas rare qu'une peau soit à la fois sèche, grasse et déshydratée. Chacun de ces états de peau nécessite une attention particulière et des soins adaptés pour restaurer l'équilibre et révéler votre beauté naturelle.

Lorsque notre peau est inconfortable, qu'elle tiraille ou pèle, il est courant de conclure rapidement qu'elle est sèche, et nous sommes déterminés à la traiter en conséquence. Cependant, saviez-vous qu'il existe **une grande différence entre une peau sèche et une peau déshydratée ?** En réalité, la peau déshydratée est bien plus fréquente et constitue un phénomène temporaire… Faisons un tour d'horizon pour enfin comprendre.

- **Une peau déshydratée, comme son nom l'indique, est une peau qui manque d'eau,** contrairement à une peau sèche qui, elle, manque de lipides. L'eau est essentielle pour notre santé, ainsi que pour celle de notre peau. Lorsque la barrière cutanée est affaiblie, elle ne retient plus l'eau nécessaire. La déshydratation peut affecter tous les types de peau et se produire à tout âge. Heureusement, la déshydratation est un problème temporaire. La bonne nouvelle est que nous pouvons prévenir et soulager la déshydratation grâce à une routine de soin adaptée.

- **La sécheresse, elle, est un manque de lipides.** Une peau sèche signale un manque de lipides (de gras), mais elle peut parfois vous suivre tout au long de votre vie si génétiquement vous êtes prédisposé(e) à avoir une peau sèche. Mais pas de panique ! Il existe une multitude d'huiles végétales qui peuvent vous soulager des inconvénients parfois très handicapants d'une peau sèche. En effet, une vraie peau sèche peut présenter des desquamations, mais aussi des symptômes comme des démangeaisons et des sensations de brûlure. Le diagnostic médical d'une peau dermatologiquement très sèche est également appelé xérose. Les irrégularités de la surface cutanée sont d'autant plus prononcées en cas de sécheresse cutanée. Les peaux sèches sont plus susceptibles de développer de l'eczéma, notamment sous la forme d'eczématides achromiantes, connues sous le nom de dartres. Elles apparaissent souvent sur les joues et les bras des enfants dont la peau est constitutionnellement sèche, dans le cadre d'une dermatite atopique.

HYDRATER OU NOURRIR LA PEAU ?

Les deux sont indispensables afin de prendre soin de la barrière hydrolipidique, qui assure un réel équilibre pour la santé de votre peau.

- L'hydratation maintient la partie « hydro » de la barrière protectrice naturelle de la peau en lui fournissant l'apport en eau nécessaire.
- La nutrition renforce la composante « lipidique » de cette barrière en lui apportant les lipides et nutriments essentiels.

L'équilibre entre hydratation et nutrition doit être maintenu.

Pour résumer, la plupart des humains ont tendance à avoir une peau mixte. Les peaux dites dermatologiquement « sèches » sont très rares. Nous avons en général une peau normale ou mixte avec une tendance sèche et/ou grasse. La déshydratation concerne chaque type de peau. Dans ce guide, vous trouverez de quelle manière prendre soin de chaque type de peau.

Peau sèche

Sensations :

- La peau sèche peut être rugueuse, tendue et inconfortable.
- Elle peut provoquer des démangeaisons et une sensation de tiraillement.

Aspect :

- La peau sèche peut sembler terne, déshydratée et manquer d'éclat.
- Parfois, la peau sèche peut présenter des zones de desquamation plus importantes ou des plaques rouges.
- La peau sèche peut être sujette à des gerçures et à des crevasses.

Peau grasse

Sensations :

- La peau grasse peut être grasse au toucher et avoir une texture plus épaisse.
- Elle peut donner une sensation de lourdeur et de collant.

Aspect :

- La peau grasse a souvent une apparence brillante et luisante.
- Elle peut parfois sembler épaissie et avoir une texture granuleuse.

Peau mixte

Sensations :

- La peau mixte peut présenter différentes sensations sur différentes zones du visage. Certaines parties peuvent être sèches, tandis que d'autres peuvent être grasses.

Aspect :

- La peau mixte peut avoir un aspect contrasté, avec des zones sèches et des zones grasses.
- Le plus souvent, une peau mixte est plus « grasse » et accompagnée d'imperfections sur la zone T (front, nez, menton), et plus « sèche » et/ou plus « déshydratée » sur les joues.

Peau déshydratée

Ce n'est pas vraiment un « type de peau », car chaque type de peau peut être déshydraté. Il est donc intéressant d'en connaître les caractéristiques.

Sensations :

- La peau déshydratée peut être inconfortable, tendue et sensible.
- Elle peut causer des démangeaisons et une sensation de tiraillement.

Aspect :

- La peau déshydratée peut sembler terne, fatiguée et manquer d'élasticité.
- Elle peut présenter des ridules fines et des rides plus visibles.

LES PORES DILATÉS, PAS UNIQUEMENT RÉSERVÉS AUX PEAUX GRASSES

Les pores dilatés sont une préoccupation courante de nombreux types de peau, et les peaux grasses ne sont pas les seules à être concernées. Même les peaux matures et sèches peuvent présenter des pores dilatés. Il est essentiel de comprendre que chaque peau est unique, et que les causes des pores dilatés peuvent varier d'une personne à l'autre. Plusieurs facteurs peuvent contribuer à ce phénomène :

- Excès de sébum : dans le cas des peaux grasses, cette production excessive peut entraîner son accumulation dans les pores, ce qui les obstrue et les fait paraître dilatés.
- Perte d'élasticité : avec le temps, la peau perd de son élasticité naturelle en raison de la diminution de la production de collagène et d'élastine. Cela peut provoquer une dilatation des pores, car la peau n'est plus assez ferme pour les maintenir resserrés. Par conséquent, une peau mature ainsi qu'une peau sèche peuvent présenter des pores plus dilatés à cause du manque de tonicité.
- Desquamation insuffisante : une exfoliation inefficace ou insuffisante peut entraîner l'accumulation de cellules mortes à la surface de la peau, ce qui obstrue les pores et les rend plus apparents.
- Facteurs génétiques : certaines personnes ont naturellement des pores plus gros en raison de leur génétique. Ces personnes peuvent être plus susceptibles d'avoir des pores dilatés, indépendamment de leur type de peau.
- Exposition au soleil : une exposition excessive et prolongée au soleil peut endommager le collagène et l'élastine de la peau, entraînant une perte d'élasticité et une dilatation des pores.

La sensibilité, une notion très subjective

La sensibilité de la peau est une caractéristique qui peut varier considérablement d'une personne à l'autre. En tant qu'esthéticienne, déterminer la sensibilité de la peau des personnes qui viennent me consulter est essentiel pour fournir des soins adaptés et éviter d'éventuelles réactions cutanées indésirables. Plutôt que de poser simplement la question « Avez-vous une peau sensible ? », il est important d'approfondir l'interrogatoire en posant des questions spécifiques pour mieux comprendre la réactivité cutanée de chaque individu.

Voici quelques questions clés que je pose pour évaluer la sensibilité de la peau des personnes qui viennent me consulter :

- Avez-vous déjà eu une réaction cutanée à la suite de l'application d'un produit ?

Cette question me permet de déterminer si une personne a déjà expérimenté des irritations ou des rougeurs après l'utilisation de produits de soin.

- Avez-vous des rougeurs après un gommage ou l'application d'un masque ?

Les réactions cutanées aux exfoliants ou aux masques peuvent révéler la sensibilité de la peau, en particulier la propension aux rougeurs ou à l'irritation.

- Avez-vous déjà fait de l'urticaire après l'application d'un produit de beauté ou de maquillage ?

Cette question aide à identifier la sensibilité de la peau aux allergènes ou aux ingrédients cosmétiques.

• Avez-vous des épisodes d'acné ?
L'acné occasionnelle peut être liée à la sensibilité de la peau, car certains types de peau réagissent plus facilement à la formation de boutons.

• Comment sentez-vous votre peau ? Est-elle confortable ?
Cette question subjective permet au client d'exprimer ses sensations personnelles concernant sa peau, notamment son niveau de confort, d'hydratation et d'irritation.

En posant ces questions, on obtient une image plus précise de la sensibilité de la peau. La sensibilité cutanée peut varier sur différentes parties du visage et du corps. Par conséquent, l'interrogatoire attentif et l'observation de la peau sont des étapes cruciales pour déterminer le type de soin le plus approprié.

Prendre soin de sa peau au fil du temps

Comme le dit Albert Einstein, notre épiderme est une merveille de la nature. Cette peau est la première interaction avec le monde qui nous entoure. Fragile et résiliente, elle est unique.

Dès la naissance, notre peau se distingue par sa texture, sa couleur, sa douceur ou sa rugosité. Elle est le reflet de notre patrimoine génétique, portant en elle des caractéristiques uniques. Nous pouvons changer notre corps en faisant de l'exercice ou appliquer les meilleures crèmes, mais nous ne pouvons pas modifier les fondamentaux de notre peau.

Malgré cela, notre peau évolue au fil du temps. Son vieillissement est un processus naturel qui peut être influencé par différents facteurs génétiques, environnementaux et liés au mode de vie.

- **Le vieillissement génétique de la peau** est principalement déterminé par les caractéristiques héritées des individus. Des facteurs tels que l'épaisseur de la peau, la production de collagène et d'élastine, ainsi que la capacité de régénération cellulaire sont aussi influencés par les gènes.
- **Le vieillissement normal de la peau** est un processus naturel qui survient avec le temps. Au fil des années, la production de collagène et d'élastine diminue, ce qui provoque une diminution de l'élasticité et de la fermeté de la peau. De plus, la régénération cellulaire ralentit, entraînant une peau plus fine.
- Autre facteur important : **le stress oxydatif,** un processus biologique causé par un déséquilibre entre les radicaux libres et les antioxydants dans le corps. Les radicaux libres endommagent les cellules de la peau, entraînant une accélération du vieillissement cutané. Les sources courantes de stress oxydatif comprennent l'exposition aux rayons ultraviolets du soleil, la pollution atmosphérique, le tabagisme et le stress émotionnel.
- **L'environnement dans lequel nous vivons** peut également influencer l'état de notre peau. Dans les environnements urbains, la pollution atmosphérique et les particules fines peuvent obstruer les pores et endommager les cellules de la peau. En revanche, dans les régions rurales, une exposition excessive aux éléments naturels tels que le vent ou la poussière et aux produits chimiques agricoles peut aussi affecter la santé de la peau.

Le vieillissement et les changements cutanés sont des processus naturels. La peau est un organe VIVANT. Il est impossible d'avoir une peau sans aucune trace du temps qui passe ni aucune imperfection.

Soyez honnête avec vous-même, et voyez désormais les rituels de beauté comme une manière ultime d'avoir un teint radieux et une peau éclatante ! Que cela soit grâce à des produits prêts à l'emploi ou à mes recettes avec des matières brutes, votre leitmotiv est de faire ressortir ce que vous avez de plus beau en vous : vous !

Qu'est-ce que la Beauté Vivante ?

Une nouvelle approche pour prendre soin de soi

La Beauté Vivante telle que je la conçois repose sur deux grands axes : l'utilisation de produits de beauté du commerce soigneusement sélectionnés, et l'utilisation de produits faits maison à base d'ingrédients naturels.

Cette notion de Beauté Vivante puise ses racines dans des courants millénaires. La médecine chinoise, l'ayurvéda, les recettes de beauté du monde entier m'ont énormément inspirée dans la création de ce concept.

- La médecine chinoise nous enseigne l'importance de l'énergie vitale qui parcourt notre corps. Selon la médecine chinoise, notre peau est le reflet de notre état énergétique et de notre équilibre interne.
- Les Grecs, les Arabes, les Perses… et d'autres cultures anciennes ont également développé des rituels de soin de la peau, utilisant notamment des bains et des massages, ainsi que des huiles essentielles pour sublimer sa beauté naturelle.
- L'ayurvéda, issue de la médecine traditionnelle indienne, nous invite à respecter notre constitution unique, composée de trois « doshas », pour préserver notre équilibre interne et magnifier notre apparence. Les plantes et les huiles essentielles sont alors nos alliées pour équilibrer nos doshas et sublimer notre beauté.
- Enfin, l'aromathérapie et l'herboristerie sont deux pratiques ancestrales qui font appel aux propriétés curatives et nourrissantes des plantes, pour magnifier notre beauté intérieure et extérieure.

En somme, la Beauté Vivante est un concept inspiré de la beauté de la nature et de la sagesse des anciennes traditions.

Dans ce livre, je vous invite à explorer les merveilles de la Beauté Vivante, pour découvrir comment intégrer cette approche holistique à votre vie quotidienne, et sublimer votre beauté naturelle.

« LA BEAUTÉ VIVANTE, C'EST CRUCIAL ! »

Julien Kaibeck, fondateur de l'Association Slow Cosmétique

« Lorsque j'ai publié le livre *Adoptez la Slow Cosmétique* en 2012 aux éditions Leduc, le monde de la cosmétique était moins "green" qu'aujourd'hui. On trouvait vraiment partout des soins dont les compositions étaient décevantes, truffées de pétrochimie, de polymères plastiques et de conservateurs ou de parfums polémiques. J'ai donc donné des clés pour décrypter tout ça, et un peu plus tard est né le label Slow Cosmétique qui permet de reconnaître en rayon les marques qui utilisent des ingrédients vraiment nobles et vertueux.

Mon chemin a inspiré Rachel dans son travail pour une beauté plus vraie, et j'en suis fier. Au fil des années, depuis notre rencontre, j'ai pu voir à quel point elle chérissait les bienfaits des extraits de plantes pour la beauté, et surtout comment elle les utilisait avec beaucoup de talent et de respect.

Avec la Beauté Vivante, Rachel propose quelque chose de crucial pour l'environnement, car beaucoup de cosmétiques restent polluants ou polémiques pour la santé. Elle nous invite à nous centrer sur ce qui vibre dans les huiles, les macérâts, les eaux florales, et elle a bien raison, car ce sont ces extraits qui contiennent le plus d'actifs bienfaisants pour la peau et l'esprit. En optant pour ses recettes et ses routines, on ne peut que ressentir ce que ces merveilleux ingrédients de la Nature ont à nous apporter. »

Les 5 fondamentaux de la Beauté Vivante

1. La beauté au-delà de l'apparence physique

*« L'image que nous avons de nous-même
n'est jamais tout à fait la réalité,
elle est une construction mentale basée
sur des opinions et des jugements. »*
Eckhart Tolle

Le désir de se sentir séduisant(e) ou attirant(e) est profondément ancré dans notre société. Nous voulons toujours avoir l'air plus beau/belle et plus jeune. Le matraquage commercial nous attire avec des publicités affriolantes.

En travaillant dans des instituts de beauté, j'ai compris que cette course effrénée vers la recherche du corps parfait avait un impact important sur quelque chose d'essentiel : l'estime de soi. Pour certaines personnes, l'apparence est fortement liée à l'estime de soi : elle a un pouvoir important sur leur confiance en elles-mêmes et leur sentiment de valeur personnelle.

Mais il est important de rappeler que l'estime de soi ne peut pas être entièrement basée sur l'apparence physique. Elle doit être également fondée sur la confiance en ses capacités, ses valeurs intérieures, plutôt que sur des normes de beauté.

C'est l'estime de soi qui nous rend beau/belle. En cultivant notre estime personnelle, nous pouvons apprécier notre beauté sans être dépendant(e)s de cette apparence pour nous sentir bien dans notre peau.

Opter pour une beauté vivante, c'est certes choisir des cosmétiques naturels ou concocter des cosmétiques soi-même, mais c'est aussi opérer une reconnexion avec son moi profond. Embellir sa peau, c'est faire du bien à son âme. En effet, prendre soin de son corps et de sa peau augmente notre potentiel vibratoire, c'est-à-dire l'énergie qui émane de nous. Cette énergie n'est pas visible à l'œil nu, mais peut être ressentie par les autres.

Grâce à cette énergie bienfaisante que nous procurent les soins en Beauté Vivante, nous devenons plus rayonnant(e)s, et cela se manifeste par un sourire éclatant, une ouverture d'esprit, une sérénité ou une posture de confiance.

La beauté est subjective : chaque personne a sa définition de ce qui est beau.

2. La pleine conscience

La pleine conscience révèle le secret de la beauté.
Lorsque vous êtes totalement conscient,
vous êtes pleinement présent, vibrant
d'une énergie vivifiante qui irradie la beauté.
D'après Thich Nhat Hanh

La pleine conscience est une pratique non religieuse qui trouve son origine dans les enseignements bouddhistes. Elle a été répandue dans le monde occidental par des scientifiques et des thérapeutes qui ont découvert que la pratique de la pleine conscience peut avoir des effets bénéfiques sur la santé mentale et physique.

Les bénéfices de la pleine conscience sont nombreux : réduction de l'anxiété et du stress, amélioration de la concentration, augmentation de la créativité et harmonisation des émotions.

La pleine conscience est la pratique d'une méditation qui consiste à être présent et conscient du moment présent, sans jugement ni distraction. C'est un moyen de rester attentif à ses sensations corporelles, à sa respiration, à ses pensées et émotions ainsi qu'à l'environnement qui nous entoure sans émettre aucun jugement. Nous devenons un observateur silencieux et bienveillant.

La pleine conscience permet de trouver de la beauté dans les choses simples de la vie, et ce, même dans votre salle de bains. En pratiquant vos gestes de beauté en pleine conscience, vous-même cultivez un état d'esprit positif, vous vous reconnectez à vous et vous renforcez votre propre beauté intérieure. Les gestes de beauté pratiqués consciemment potentialisent les effets de vos produits de beauté. En étant plus détendu(e)s, vous apportez aussi énormément d'harmonie à votre corps.

3. La « beauty food »

« Que ton alimentation soit ta meilleure médecine. »
Hippocrate

La « beauty food » (ou « nourriture beauté ») est un terme que j'aime utiliser pour décrire des aliments qui sont considérés comme bénéfiques pour la peau, les cheveux et les ongles. Les aliments riches en vitamines, minéraux, antioxydants et acides gras sains peuvent aider à améliorer l'apparence et la santé de la peau et des cheveux.

Mais attention, ils ne sont pas LA solution miracle pour afficher une peau parfaite ou des cheveux brillants. En complément de la « beauty food », il est également important de limiter les aliments transformés et riches en sucre, qui peuvent avoir des effets négatifs.

Manger mieux ne doit pas être une contrainte ou être associé à la perte de poids. Bien au contraire ! N'hésitez pas à vous faire plaisir en dînant au restaurant ou en dégustant des pâtisseries dans un délicieux salon de thé. Personnellement, j'ai un penchant pour les plaisirs gourmands. Pensez simplement à inviter au quotidien un festival de couleurs dans vos assiettes. En incluant une variété d'aliments non transformés, colorés et riches en nutriments dans votre alimentation quotidienne, vous pouvez maintenir votre bien-être, tout en appréciant les plaisirs de la nourriture.

« MES CONSEILS NUTRITION ET BEAUTÉ »

Véronique Taburiaux, nutritionniste, directrice passionnée et engagée de l'École d'Alimentation Vivante & Durable

« Pour vous maintenir en forme et afficher une belle peau, voici mes conseils :

- Boire de l'eau pure à raison de 1,5 à 2 litres par jour tout au long de la journée. J'insiste : pour que nos cellules puissent bénéficier des bons nutriments qu'on leur offre, il importe qu'elles soient bien hydratées.
- Faire la part belle aux légumes bios, locaux et de saison. Les légumes occupent jusqu'à 70 % de mes assiettes. Je les choisis de couleurs et de textures différentes, parce qu'on mange aussi avec les yeux. En respectant les saisons, les légumes m'apportent exactement ce dont mon corps a besoin : en été, les légumes sont croquants, juteux et colorés pour m'offrir davantage d'hydratation et d'antioxydants pour contrer, entre autres, les effets des radiations solaires ; l'automne m'apporte des légumes racines car, à la descente des sèves, l'énergie se concentre dans les racines ; en hiver, les baies sauvages et les choux me donnent de la vitamine C pour booster mon immunité ; et le printemps est riche en jeunes pousses et légumes amers aux vertus détoxifiantes pour purger mon organisme des excès de l'hiver.
- Préparer de bons smoothies verts à base d'une poignée d'oléagineux (noix, noisettes, amandes…) idéalement trempés 12 heures dans de l'eau pure, bien rincés et égouttés + 2 ou 3 parts de légumes au choix, dont toujours un légume vert (épinards, laitue, bettes, chou kale, concombre, courgette, roquette, cresson, cerfeuil…). Le tout devra être mixé ensemble avec de l'eau pure à l'aide d'un bon blender.

MON SMOOTHIE PRÉFÉRÉ DU MOMENT (PAR PERSONNE) :

- 2 à 3 cm de curcuma frais (anti-inflammatoire)
- 1 poignée de noix (de bonnes graisses oméga-3 pour transporter la curcumine du curcuma) trempées 12 heures
- 2 dattes (selon le sucrant désiré)
- 2 à 3 poignées d'épinards frais et bios (un concentré d'anti–oxydants tels que le bêtacarotène, la lutéine et le xanthène pour contrer les effets du vieillissement)
- 1 cuillère à soupe de thé matcha en poudre (un superaliment)
- 200 ml d'eau pure (pour une bonne hydratation)

Mmmmmmmh, en plus d'être délicieux, c'est absolument réconfortant ! »

4. Des ingrédients vivants

Le secret d'une beauté radieuse réside dans les ingrédients vivants.

La Beauté Vivante se concentre sur l'utilisation de matières vivantes et naturelles pour prendre soin de notre corps. En évitant les matières mortes et inorganiques, on peut obtenir des résultats remarquables en termes de santé et de beauté de la peau, tout en respectant notre corps et l'environnement.

Les matières naturelles et nobles sont vivantes ! Elles sont souvent riches en nutriments tels que des vitamines, des minéraux, des antioxydants et des acides gras essentiels, qui peuvent nourrir, hydrater et protéger la peau. Par exemple, l'huile d'argan est riche en acides gras essentiels, qui sont bénéfiques pour la peau sèche et mature, tandis que l'huile de jojoba est une huile légère qui imite le sébum de la peau, ce qui la rend facilement absorbable.

De plus, les matières naturelles et nobles sont souvent moins irritantes pour la peau que les produits synthétisés. Elles peuvent avoir des propriétés apaisantes pour la peau, réduire les inflammations et les rougeurs, ce qui peut être bénéfique pour les personnes souffrant d'eczéma, de psoriasis ou d'acné. Les produits transformés et synthétisés tels que les parfums artificiels, les colorants et les conservateurs peuvent, eux, irriter la peau, provoquer des éruptions cutanées et des réactions allergiques.

Ce qui est vraiment formidable avec les ingrédients naturels et vivants, c'est leur polyvalence. En utilisant une seule huile végétale, vous allez pouvoir réaliser de nombreux soins ! Les matières vivantes ont la capacité de pénétrer en profondeur dans la peau, nourrissant et revitalisant l'épiderme, pour un effet durable et visible sur sa beauté.

En revanche, les matières mortes et inorganiques comme la paraffine, dérivée du pétrole, ou les perturbateurs endocriniens n'ont pas leur place en Beauté Vivante. Ces matières peuvent avoir des effets négatifs sur la santé de notre peau, en plus de polluer l'environnement.

Les produits naturels et bruts sont un véritable festival de nouvelles odeurs, textures et couleurs. Ils éveilleront tous vos sens, mais il faut parfois sortir de sa zone de confort pour pouvoir s'y acclimater complètement.

En confectionnant vous-même vos cosmétiques, vous découvrirez une infinité de possibilités en termes de parfums, de textures, etc. Ajoutez à cela la satisfaction éprouvée lorsqu'on élabore ses propres produits de beauté !

Mais attention : il faut toujours faire preuve de prudence en manipulant les produits, car « naturel » ne veut pas forcément dire « sans risque ». C'est la raison pour laquelle il est important de connaître les substances et leurs caractéristiques avant de les préparer. Mieux vaut éviter de jouer aux apprentis sorciers !

5. Tout est cyclique

Le changement d saison est comparable au cycle naturel de la vie. Il débute par une naissance, évolue, décroît progressivement, pour enfin s'éteindre, ouvrant ainsi la voie à l'émergence de nouvelles possibilités.

D'après Li Bai

L'homme et la nature sont étroitement liés, car nous faisons partie intégrante de l'écosystème terrestre. Nous dépendons de la nature pour notre nourriture, notre air pur, notre eau potable et de nombreux autres aspects de notre vie quotidienne.

Les changements saisonniers ont des conséquences sur la nature mais aussi sur l'homme. Par exemple, certaines plantes ne peuvent pousser que pendant certaines saisons, tandis que certains animaux migrent ou hibernent pour s'adapter aux conditions saisonnières.

En ce qui concerne le cycle de l'organisme chez les humains, les changements de saison peuvent avoir un impact sur notre horloge biologique interne, qui régule notre sommeil, notre humeur et notre appétit. Par exemple, la diminution de la lumière pendant l'hiver peut perturber notre sommeil et notre humeur, mais aussi notre peau.

Prendre conscience des changements de saison est un bon moyen de s'y acclimater. Les routines de beauté peuvent varier en fonction de la saison pour plusieurs raisons. Tout d'abord, les besoins de la peau peuvent changer en fonction des conditions météorologiques. De manière très schématique, pendant les mois d'hiver, l'air froid et sec peut causer des tiraillements et une peau sèche, tandis que pendant les mois d'été, la chaleur et l'humidité peuvent entraîner une peau grasse et des pores dilatés. De ce fait, en hiver, il peut être important d'ajouter une crème hydratante plus riche à notre routine de soin de la peau, tandis qu'en été, nous pouvons utiliser des produits plus légers pour éviter de surcharger notre peau.

Les saisons peuvent également influencer notre alimentation et notre hydratation. Pendant l'été, il peut être plus facile de boire davantage d'eau et de manger des fruits et légumes frais, tandis qu'en hiver, nous avons tendance à consommer des aliments plus riches en matières grasses. Tout ceci a une répercussion directe sur les cellules de la peau.

Pour résumer, les routines de beauté peuvent changer en fonction des saisons en raison de la variation des besoins de la peau, de l'exposition au soleil, de l'alimentation et de l'hydratation. En Beauté Vivante, chaque saison a une nouvelle routine beauté (que vous pourrez retrouver à partir de la page 112).

Comment choisir ses cosmétiques en Beauté Vivante ?

Grande adepte des innovations cosmétiques, tant pour moi que pour mes cher(e)s client(e)s, je conçois parfaitement que chacun ne nourrit pas le désir de confectionner ses potions et élixirs de beauté soi-même. C'est pourquoi je souhaite vous guider à travers les mystères des ingrédients composant les produits de beauté, que je vous conseille, dans un premier temps, d'acheter dans des échoppes bios ou en herboristerie. Il en existe aussi de très bons dans les autres magasins, mais leur repérage est plus difficile.

Les cosmétiques naturels prêts à l'emploi qui intègrent des ingrédients vivants, tels que ceux que je vais vous lister ci-dessous, incarnent l'alliance parfaite entre la nature et la science. Les ingrédients vivants, comme les extraits de plantes, les huiles essentielles ou encore les enzymes, apportent une vitalité incomparable à nos rituels de soin.

Les cosmétiques naturels qui abritent des ingrédients vivants sont à privilégier, car ils sont bien plus qu'une simple formule : ce sont des trésors de vitalité qui éveillent notre beauté intérieure et extérieure. Pour vous assurer de faire les bons choix, vous pouvez apprendre à décrypter la liste INCI des ingrédients, mais sachez que ce n'est pas une mince affaire ! Vous pouvez aussi opter pour des soins labellisés Slow Cosmétique ou Nature et Progrès, car ce sont les deux seuls labels qui exigent l'utilisation d'huiles non hydrogénées, peu ou pas transformées.

« L'OPTION LA PLUS SIMPLE POUR CHOISIR DES SOINS VRAIMENT NATURELS ET SAINS : SE FIER AUX LABELS »

Julien Kaibeck, fondateur de l'Association Slow Cosmétique

« Heureusement pour les consommateurs, la plupart des cosmétiques dans le monde et surtout en Europe sont obligés d'afficher la liste de leurs ingrédients. Le souci, c'est que cette liste (la liste INCI) est en latin et en langage chimique. Dès lors, il n'est pas facile de s'y retrouver. Mais pas de panique, il existe plusieurs pistes.

L'option la plus simple pour être sûr(e) d'utiliser des soins vraiment naturels et sains, c'est de choisir des cosmétiques labellisés. En repérant le label Slow Cosmétique ou Nature et Progrès sur un produit, on est certain(e) qu'il contient un maximum d'ingrédients naturels, peu ou pas transformés, bios et non polémiques pour la santé ou la planète.

Si aucun soin labellisé n'est disponible en rayon, alors il faut lire la liste INCI et repérer ce qui fâche. En premier lieu, tout ce qui se termine en -icone, -oxane (ce sont les silicones, qui n'apportent rien et polluent). Ensuite, la plupart des grosses lettres (PEG, PPG, BHT, EDTA…), car ce sont là bien souvent des ingrédients très transformés qui peuvent présenter plusieurs problèmes pour la santé ou l'environnement. Il en va de même pour les dérivés de pétrole, de chlore ou de palme (petrolatum, paraffinum, cetearyl-, chlor-, palm…). Enfin, il faut savoir si le parfum utilisé est naturel ou non, car s'il ne l'est pas, il n'est pas neutre pour la sphère endocrinienne. Un doute ? Patientez alors jusqu'à trouver un produit labellisé Slow Cosmétique ou Nature et Progrès. »

Vous avez peut-être déjà lu sur vos packagings en cosmétique « enrichi en vitamine C », « contient du rétinol actif » ou « avec de l'acide hyaluronique ». Pour vous aider à faire les bons choix, j'ai donc fait le tri afin de vous lister les ingrédients à privilégier.

Les antioxydants

Un antioxydant est une substance qui aide à protéger la peau contre les dommages causés par les radicaux libres, qui sont des molécules instables produites par des facteurs environnementaux tels que les rayons UV, la pollution et le stress. Les antioxydants neutralisent ces radicaux libres, réduisant ainsi les dommages oxydatifs et préservant la santé et l'éclat de la peau.

Il existe énormément d'antioxydants. Les plus bénéfiques pour la peau sont la vitamine A, la vitamine C, la vitamine E, le bêtacarotène et le resvératrol.

La vitamine C, la super-héroïne de l'éclat

Cet ingrédient puissant booste la production de collagène, réduit les rides, les ridules et les cicatrices. Elle assure aussi une excellente protection contre les effets néfastes des rayons UV. Imaginez-la comme une tasse de jus de fruits concentré pour votre visage, vous donnant un coup de fouet rafraîchissant et vous faisant paraître plus jeune et plus énergique.

Connue sous le nom d'acide ascorbique dans la liste INCI des ingrédients, elle peut être extraite de divers ingrédients naturels, tels que les agrumes ou les baies. La vitamine C est hydrosoluble, ce qui signifie qu'elle se dissout facilement dans l'eau. Elle peut être utilisée dans une grande variété de produits, des toniques et des sérums aux crèmes et aux masques.

VITAMINE C : 3 ASTUCES INCONTOURNABLES POUR DES BIENFAITS DÉCUPLÉS

- Le sérum ou les soins concentrés à base de vitamine C sont idéaux à mettre en dessous d'une crème solaire ou d'une crème de jour, car cette vitamine apporte une protection supplémentaire face aux agressions extérieures.
- La vitamine C est fragile ! Les produits qui en contiennent doivent être conservés à température ambiante. N'oubliez pas de bien refermer votre flacon après utilisation.
- La vitamine C combinée à la vitamine E sera plus effective pour la peau.

Remarque : contrairement aux idées reçues, la vitamine C n'est PAS un ingrédient photosensible. Appliquer un soin en contenant n'est donc pas un problème en cas d'exposition au soleil. Il est même parfois d'usage de l'utiliser en dessous d'une crème solaire pour accentuer la protection contre les effets néfastes des rayons UV.

La vitamine E, championne de l'hydratation

Elle possède un pouvoir extraordinaire pour retenir l'eau dans les tissus cutanés, préservant ainsi l'hydratation de notre précieux épiderme. En tant que gardienne de la peau, elle la protège contre les radicaux libres qui peuvent l'endommager et causer des signes de vieillissement prématuré. Mais ce n'est pas tout ! Elle améliore aussi l'élasticité de la peau, apaise et calme les irritations, laissant derrière elle une sensation de douceur et de réconfort.

La vitamine E, dont le nom scientifique est « tocophérol », est un composé gras (liposoluble) aux origines botaniques et naturelles. Elle est extraite de plantes et se retrouve dans les huiles de germe de blé, d'avocat ou encore de jojoba.

La vitamine A, la redoutable guerrière aux multiples visages

Ce nutriment essentiel pour notre corps joue aussi un rôle important dans le maintien de la santé de la peau. Dans le domaine des cosmétiques, les termes tels que rétinol, rétinoïde et caroténoïde sont souvent utilisés, ce qui peut prêter à confusion.

- **Le rétinol** est une forme spécifique de vitamine A. Il est utilisé en cosmétique pour ses propriétés anti-âge et régénératrices. Il peut être synthétisé en laboratoire afin d'obtenir des concentrations plus élevées et une stabilité accrue. Par exemple, le rétinol peut être utilisé dans les crèmes et les sérums pour réduire l'apparence des rides et des ridules, favoriser la production de collagène et améliorer la texture de la peau.

- **Les rétinoïdes** sont une classe d'ingrédients dérivés de la vitamine A, incluant à la fois le rétinol et d'autres dérivés synthétiques. Les rétinoïdes sont souvent utilisés pour traiter des problèmes de peau spécifiques, tels que l'acné, car ils ont des propriétés anti-inflammatoires et régulatrices du renouvellement cellulaire. Par exemple, le rétinoïde appelé trétinoïne peut être prescrit par un(e) dermatologue pour traiter l'acné sévère.

- **Les caroténoïdes** sont des pigments naturels présents dans de nombreux végétaux. Certains caroténoïdes peuvent être convertis en vitamine A par le corps, mais à un rythme plus lent et de façon moins concentrée que le rétinol synthétisé en laboratoire. Par exemple, le caroténoïde bêtacarotène, que l'on trouve dans les carottes, peut être transformé en vitamine A par notre organisme. On aime les caroténoïdes pour leur effet bonne mine et antioxydant.

Il est important de noter que les rétinoïdes, y compris le rétinol, peuvent, s'ils sont utilisés à haute dose, être très abrasifs et trop actifs. Les produits contenant ces ingrédients peuvent nécessiter une période d'adaptation pour la peau et une utilisation prudente doit être de mise. Certains de ces produits peuvent occasionner des irritations de la peau si vous les utilisez sans l'accompagnement d'un(e) dermatologue.

En résumé, le rétinol est une forme spécifique de vitamine A, tandis que les rétinoïdes regroupent plusieurs dérivés de la vitamine A. Les caroténoïdes sont des pigments naturels qui peuvent être convertis en vitamine A, mais à un rythme plus lent. Il est essentiel de comprendre ces termes afin de choisir les produits cosmétiques adaptés à vos besoins et de les utiliser en toute sécurité pour obtenir les résultats souhaités pour votre peau.

Le bêtacarotène

Le bêtacarotène est un pigment naturel que l'on trouve dans des aliments comme les carottes, les patates douces et les abricots. Il est connu pour sa capacité à se transformer en vitamine A, qui est essentielle pour une peau lumineuse. En cosmétique, il est utilisé pour ses propriétés bonne mine et antioxydantes, qui aident à protéger la peau des dommages causés par les radicaux libres. Il donne également un hâle naturel à la peau.

Le resvératrol

Le resvératrol est un composé que l'on trouve dans certains aliments, tels que le raisin rouge et le vin rouge. C'est un puissant antioxydant qui protège la peau des dommages causés par l'environnement, comme les rayons UV et la pollution. En cosmétique, il est utilisé pour ses propriétés de « jeunesse éternelle », aidant à réduire l'apparence des rides et à maintenir une peau éclatante.

Les peptides

Les peptides sont de petites chaînes d'acides aminés, les éléments constitutifs des protéines. Ils peuvent être synthétisés en laboratoire ou extraits de sources naturelles, comme les plantes ou les animaux. Ils sont utilisés en cosmétique pour leurs propriétés hydratantes et raffermissantes. Ils peuvent aider à stimuler la production de collagène, améliorer l'élasticité de la peau et réduire l'apparence des rides et des ridules.

Les enzymes

Les enzymes sont des substances biologiques, généralement des protéines, qui agissent comme des catalyseurs dans les réactions chimiques qui se produisent dans notre corps. Elles peuvent être d'origine végétale, animale ou obtenues par fermentation microbienne.

Utilisées en cosmétique, elles peuvent avoir différents effets sur la peau :

- Exfoliation douce : les enzymes exfoliantes agissent en décomposant les cellules mortes de la peau, favorisant ainsi leur élimination douce.
- Éclaircissement de la peau : certains types d'enzymes, tels que la papaye (papaïne) et l'ananas (bromélaïne), peuvent aider à éclaircir les taches sombres et les hyperpigmentations en décomposant les pigments présents dans la peau. Leur action reste superficielle.

- Régénération cellulaire : les enzymes peuvent stimuler la régénération cellulaire en aidant à éliminer les cellules mortes et en favorisant la production de nouvelles cellules cutanées.
- Réduction de l'inflammation : certains types d'enzymes, comme la bromélaïne, ont des propriétés anti-inflammatoires et peuvent aider à calmer les irritations cutanées et les rougeurs.

Les AHA (alpha-hydroxyacides)

Les AHA sont des acides naturels dérivés de fruits. L'acide glycolique (issu de la canne à sucre) et l'acide lactique (issu du lait) sont également des AHA. Ce sont des exfoliants chimiques qui aident à éliminer les cellules mortes de la peau, à stimuler le renouvellement cellulaire, à atténuer les taches brunes et à lisser la texture de la peau. Ils sont couramment utilisés pour améliorer l'apparence de la peau, réduire les signes de vieillissement et favoriser l'éclat.

L'acide hyaluronique

L'acide hyaluronique est une substance d'origine naturelle qui se trouve dans notre corps, en particulier dans notre peau. Ce n'est pas vraiment un acide à proprement parler, mais un polysaccharide (comparable à un sucre) qui agit comme une éponge pour attirer et retenir l'eau, ce qui lui confère des propriétés hydratantes et volumisantes. Il aide à hydrater la peau en profondeur, améliore l'élasticité, lisse les rides et donne un aspect repulpé à la peau. Il est idéal en sérum ou mélangé à un sérum huileux.

L'acide hyaluronique peut être extrait de différentes sources, comme des tissus animaux (généralement des crêtes de coq) ou être produit par fermentation bactérienne en laboratoire à partir de cultures de bactéries spécifiques. En Beauté Vivante, on privilégie l'acide hyaluronique d'origine naturelle.

Les probiotiques

Les probiotiques sont des micro-organismes bénéfiques pour la peau, tels que les bactéries lactiques. Ils peuvent être dérivés de sources naturelles, comme les ferments lactiques. Ces bonnes bactéries peuvent se trouver également dans les yaourts ou dans les céréales fermentées telles que le soja et le riz ou l'orge.

En cosmétique, ils aident à renforcer la barrière cutanée, à équilibrer la flore microbienne de la peau et à réduire les problèmes d'inflammation et de sensibilité. Ils maintiennent l'équilibre du pH de la peau.

Les cellules souches

Les cellules souches sont des cellules indifférenciées présentes dans les organismes vivants, capables de se transformer en différents types de cellules. Ces cellules peuvent s'autorenouveler, se différencier en d'autres types cellulaires et proliférer en culture. Celles utilisées en cosmétique sont généralement issues de plantes, telles que les pommes, les raisins ou les algues. Elles sont prisées pour leurs propriétés antioxydantes et régénérantes. Elles peuvent aider à protéger la peau contre les dommages environnementaux, stimuler le renouvellement cellulaire, améliorer la fermeté et l'élasticité de la peau. On peut les considérer comme des superaliments pour les cellules de la peau.

Confectionner votre huile de soin en Beauté Vivante

Je vais maintenant vous expliquer comment fabriquer n'importe quelle huile de soin en Beauté Vivante. Il vous suffit de choisir des huiles végétales et des huiles essentielles en fonction de vos besoins esthétiques (et émotionnels, si nécessaire), puis de suivre la « recette » indiquée p. 65. Pour vous aider à faire vos choix, j'ai sélectionné quelques huiles végétales et huiles essentielles intéressantes.

Les huiles végétales superactives

Les huiles végétales sont obtenues à partir des parties grasses des plantes, comme les graines, les noix ou les fruits. Elles sont riches en acides gras, vitamines et autres nutriments, ce qui les rend idéales pour l'hydratation et la nutrition de la peau et des cheveux. Elles sont principalement utilisées pour leurs bienfaits nourrissants et émollients.

Voici une sélection d'huiles végétales faciles à trouver dans les magasins pour débuter en Beauté Vivante.

L'huile de nigelle, la puissance mystique de l'Orient

L'huile de nigelle (*Nigella sativa*), ou huile de cumin noir, a une longue histoire remontant à l'Égypte ancienne. Elle est utilisée depuis des millénaires au Moyen-Orient, en Asie du Sud et en Afrique du Nord pour ses bienfaits médicinaux et esthétiques. Elle est extraite par pression à froid de ses graines noires.

L'huile de nigelle a des propriétés antioxydantes, anti-inflammatoires, antibactériennes et nourrissantes. Elle réduit l'inflammation, apaise la peau (acné, psoriasis), renforce les ongles et les cheveux, purifie le cuir chevelu et favorise la croissance capillaire. Elle est recommandée pour les peaux acnéiques, mais aussi pour les soins des peaux matures (régénération cellulaire).

Constituants principaux : acides gras insaturés (acide linoléique, acide oléique), vitamine E, minéraux, antioxydants, huiles essentielles et thymoquinone.

Précautions : il est conseillé de la diluer avec d'autres huiles végétales, et de l'utiliser en cure de 1 à 3 mois maximum en raison de sa concentration en principes actifs. Avant utilisation, réalisez un test cutané afin de vérifier une éventuelle réaction allergique.

Astuces : pour purifier la peau, mélangez-la avec de l'huile de jojoba ou de noisette, ou ajoutez-en 1 goutte à votre crème hydratante. Vous pouvez aussi l'utiliser en traitement capillaire en laissant agir l'huile avant le shampooing. Autre utilisation : 1 goutte sur le poignet pour votre séance de méditation.

Côté vibratoire : associée à la purification et à l'équilibre émotionnel, elle éloigne les influences négatives. Son parfum épicé transporte vers l'Orient.

Le beurre de karité, le bouclier réparateur venu d'Afrique

Le beurre de karité (*Butyrospermum parkii*) a une histoire ancrée en Afrique, où il est utilisé pour ses vertus apaisantes, hydratantes et cicatrisantes dans les traditions locales depuis des générations. Il est issu des noix pressées d'un arbre qui atteint 15 à 20 mètres. Le beurre ainsi obtenu peut être raffiné ou laissé brut.

Il est connu pour ses vertus anti-inflammatoires et réparatrices. Il nourrit, adoucit, réduit les irritations et les démangeaisons, et favorise la cicatrisation. Il absorbe les rayons UV (mais il ne remplace pas un filtre solaire) et protège la peau des agressions extérieures de manière remarquable. Il convient à tous types de peau, spécialement aux peaux sèches, irritées, déshydratées ou sujettes à l'eczéma et au psoriasis. Sur les cheveux, il répare les pointes, prévient la casse et revitalise. Il constitue un soin idéal pour les cheveux secs, abîmés ou frisés.

Constituants principaux : acides gras (oléique, stéarique, palmitique, linoléique), vitamine E, vitamine A, phytostérols et polyphénols, latex végétal (karitène).

Astuces : vous pouvez créer une chantilly de karité (voir la recette p. 166), à utiliser comme un baume à lèvres, un soin pour le corps en hiver, un soin après-solaire ou un masque capillaire pour les cheveux très secs.

Côté vibratoire : associé à la douceur et à la protection, le beurre de karité inspire réconfort, chaleur et bienveillance.

L'huile végétale de jojoba, l'or des Incas

L'huile de jojoba (*Simmondsia chinensis*) est extraite par pression à froid des graines d'un arbuste, le jojoba, originaire des régions désertiques d'Amérique du Nord. Bien qu'appelée « huile », c'est une cire liquide, similaire au sébum humain. Elle a une longue histoire chez les peuples autochtones du sud-ouest des États-Unis et du nord-ouest du Mexique. Traditionnellement utilisée pour ses propriétés hydratantes et protectrices pour la peau et les cheveux, elle est désormais prisée dans la cosmétique et les soins capillaires.

Elle préserve l'hydratation, équilibre et protège la peau. Elle convient à tous types de peau, et particulièrement en cas d'acné ou de peau grasse (car elle régule la production de sébum). Elle peut aussi être utilisée pour les peaux sèches et ridées. Elle pénètre rapidement, et apporte de la brillance aux cheveux secs, abîmés, colorés. Elle est également préconisée en cas de cuir chevelu gras.

Constituants principaux : acides gras (gadoléique, érucique, oléique), tocophérols (vitamine E), phytostérols et antioxydants.

Astuces : vous pouvez l'utiliser comme démaquillant naturel, ou l'ajouter dans un masque d'argile pour le visage afin de prévenir les tiraillements. Cette huile est également idéale pour éviter la déshydratation des pointes des cheveux.

Côté vibratoire : associée à la stabilité, à l'ancrage et à la protection, elle apporte une sensation de sécurité, d'enracinement et de connexion avec la terre. Elle est souvent utilisée dans les rituels de protection, de méditation et de relaxation.

Le macérât huileux de calendula, la caresse du soleil

Il est obtenu en infusant des fleurs séchées de calendula (*Calendula officinalis*), ou souci officinal, dans une huile végétale de qualité pendant plusieurs semaines. Depuis l'Antiquité, il est utilisé pour apaiser les irritations cutanées et les brûlures légères et pour favoriser la cicatrisation. On l'utilisait aussi autrefois en médecine pour soigner les troubles digestifs et les inflammations internes. Aujourd'hui, on le trouve dans divers produits topiques et compléments alimentaires destinés à la peau et au système digestif.

Il nourrit et adoucit la peau. Grâce à ses propriétés anti-inflammatoires, apaisantes et cicatrisantes, il soulage les irritations, les rougeurs, les coups de soleil, les éruptions, les brûlures légères et les cicatrices. Il préserve la peau du stress oxydatif et a une action anti-teint terne. Il convient à tous types de peau, spécialement aux peaux sensibles.

Constituants principaux : flavonoïdes, caroténoïdes, saponines, triterpènes, acide oléique (oméga-9), acide linoléique (oméga-6), vitamine E et mucilages.

Astuces : appliquez-en quelques gouttes sur une peau irritée ou sèche. Vous pouvez l'utiliser pour les massages des bébés et l'incorporer dans vos produits cosmétiques maison.

Côté vibratoire : associé à l'énergie solaire, à la chaleur et à la vitalité, il apporte joie, lumière et confiance, favorisant un état d'esprit positif et revitalisant.

Le macérât huileux de vanille, l'huile irrésistible

Il est obtenu en faisant macérer des gousses de vanille (*Vanilla planifolia*) fendues et grattées dans une huile végétale pendant plusieurs semaines pour diffuser arômes et principes actifs. Cette épice est très prisée en parfumerie pour ses notes chaleureuses et envoûtantes.

Cette huile adoucit, nourrit et protège la peau. Elle apaise les peaux sèches et irritées. Son parfum suave et sucré en fait un choix privilégié pour les produits cosmétiques, procurant une expérience sensorielle agréable. Elle convient à tous les types de peau, surtout aux peaux sèches à très sèches et sensibles. Elle est idéale si vous cherchez un soin naturellement parfumé et nourrissant pour la peau.

Constituants principaux : vanilline, acides gras essentiels polyinsaturés (oméga-6), acides gras mono-insaturés (oméga-9), flavonoïdes.

Astuces : appliquez-en quelques gouttes sur les zones sèches du corps. Vous pouvez aussi l'ajouter à une crème hydratante ou à une lotion corporelle, et l'utiliser dans des bougies parfumées ou des produits de bain pour une ambiance chaleureuse et relaxante. Elle est idéale pour nourrir les pointes sèches des cheveux.

Côté vibratoire : associée à l'amour, à la sensualité et à la douceur, cette huile a des effets apaisants, réconfortants et équilibrants sur les émotions. Son parfum envoûtant aide à éveiller les sens et à favoriser une sensation d'amour inconditionnel.

L'huile végétale de pépins de framboise, le trésor fruité

Cette huile est obtenue par extraction par CO_2 supercritique des pépins de framboise (*Rubus idaeus*), préservant ainsi ses bienfaits sans solvants chimiques agressifs.

Elle maintient l'hydratation, apaise et régénère la peau. Elle convient à tous les types de peau, en particulier aux peaux sensibles, sujettes aux rougeurs et irritations, aux peaux échauffées par le soleil, aux peaux sèches, déshydratées, couperosées ou matures. Elle est également un allié précieux pour les personnes soucieuses de prévenir les signes de l'âge de manière naturelle.

Constituants principaux : acides gras essentiels, acide linoléique (oméga-6), acide alpha-linolénique (oméga-3), vitamine E et caroténoïdes.

Astuces : mélangez-la avec du gel d'aloe vera en après-soleil apaisant. Vous pouvez aussi la tapoter sur le contour des yeux pour atténuer les ridules, ou la mélanger avec de l'huile de coco pour un massage corporel divin.

Côté vibratoire : la framboise symbolise la féminité et le désir, avec son goût sucré et légèrement acidulé.

L'huile végétale de prune, la bienfaitrice gourmande

Extraite par pression à froid des noyaux de prunes mûres (*Prunus domestica*), cette huile est gorgée d'antioxydants qui ont des propriétés adoucissantes, et elle constitue un allié précieux pour la beauté cutanée. Son somptueux parfum d'amande amère ajoutera une touche exquise à vos préparations.

Principaux constituants : très riche en vitamine E antioxydante, acide oléique (oméga-9) et acide linoléique (oméga-6).

Astuces : mélangez 2 à 3 gouttes d'huile de prune chauffées entre vos mains avec 1 goutte de gel d'aloe vera pour créer un « fluide jeunesse » minute pour le visage. Vous pouvez aussi l'utiliser pour parfumer tous vos soins maison (et n'hésitez pas à explorer ses qualités gustatives et ses bienfaits nutritionnels en l'ajoutant à vos préparations culinaires).

Précautions : elle convient à tous les types de peau, mais comme elle est un peu comédogène, il est préférable de la diluer avec une autre huile non comédogène si vous voulez l'appliquer sur une peau grasse.

Côté vibratoire : la prune symbolise l'abondance, la fertilité et la maturité dans différentes cultures.

L'huile végétale d'amande douce, le pansement végétal

La légende raconte que cette huile issue de l'amandier (*Prunus amygdalus*) fut un actif de choix dans les rituels de beauté de Cléopâtre. Aujourd'hui, elle est largement utilisée dans le domaine de la cosmétique en raison de ses vertus émollientes et adoucissantes. Cette huile est riche en vitamine E ainsi qu'en acides gras, essentiels pour la santé de la peau, car ils aident à maintenir son hydratation et sa souplesse, tout en renforçant la barrière cutanée.

L'huile végétale d'amande douce a une texture assez épaisse, et elle est qualifiée de filmogène car elle laisse un léger voile enveloppant sur la peau. Elle est idéale en massage, notamment pour les peaux normales à très sèches et déshydratées. De plus, c'est une excellente base pour diluer des huiles essentielles. Elle est également idéale pour les peaux sensibles et atopiques, car elle fait partie des huiles végétales les moins allergènes. L'amande douce se combine parfaitement, dans les soins en prévention des vergetures, avec le beurre de karité et l'huile végétale de rose musquée.

Principaux constituants : acides gras essentiels, tels que l'acide oléique (oméga-9) et l'acide linoléique (oméga-6).

Astuces : incorporez cette huile merveilleuse dans tous vos soins pour le corps. Elle est extraordinaire pour renforcer la barrière lipidique de la peau et protéger vos cheveux de la déshydratation. Vous pouvez l'appliquer directement sur le visage ou sur le corps en cas de sécheresse intense. En application simple sur le ventre des femmes enceintes, elle protège contre les vergetures. Vous pouvez aussi l'utiliser en bain d'huile avant le shampooing (en massant le cuir chevelu et les cheveux). Si vous la laissez poser toute la nuit, n'en mettez pas trop pour ne pas étouffer vos cheveux : chauffez-en simplement quelques gouttes dans vos mains et appliquez-les délicatement sur l'ensemble de votre chevelure.

Précautions : en raison de sa texture épaisse, il est conseillé de bien la diluer avec d'autres huiles végétales plus pénétrantes comme l'huile de noisette ou de jojoba si vous avez une peau grasse et acnéique.

Côté vibratoire : l'amandier, par sa beauté florale, incarne depuis longtemps l'amour, la pureté et la virginité.

L'huile végétale de noyaux d'abricot, la lumineuse

Obtenue par pressage à froid des noyaux d'abricots (*Prunus armeniaca*), cette huile est largement utilisée dans divers pays asiatiques et du Moyen-Orient pour ses propriétés médicinales ancestrales. Elle est riche en vitamine E et en phytostérols, qui améliorent la fonction barrière de la peau et favorisent la microcirculation, contribuant ainsi à freiner le vieillissement cutané et à la protéger contre les effets néfastes des rayons UV. Ses acides gras, eux, offrent des propriétés assouplissantes et aident à reconstruire le film lipidique de la peau pour une meilleure hydratation. Elle constitue également une bonne source de bêtacarotène, intéressant pour l'éclat du teint.

L'huile de noyaux d'abricot est recommandée pour les teints ternes, fatigués et asphyxiés, ainsi que pour les peaux flétries, fatiguées et fripées, notamment au niveau du décolleté, du visage et des mains. Elle est également bénéfique pour les peaux manquant de tonus et dévitalisées, leur apportant un éclat naturel et une revitalisation bienvenue.

Principaux constituants : caroténoïdes, vitamine E (alpha-tocophérol), phytostérols, acides gras.

Astuces : elle est idéale en brillant à lèvres. Pour cela, remplissez simplement d'huile d'abricot un petit flacon à bille, et appliquez-en sur vos lèvres pour les hydrater et leur donner une légère brillance. Emportez ce brillant à lèvres naturel partout avec vous pour des lèvres douces et *glossy* ! Autre idée : appliquez quelques gouttes de cette huile sur vos cheveux en insistant sur les pointes et enveloppez le tout dans une serviette chaude pendant 20 à 30 minutes. Lavez ensuite vos cheveux comme d'habitude : ils seront doux et brillants.

Précautions : certaines peaux peuvent avoir un toucher gras avec l'huile de noyaux d'abricot. Pour améliorer sa pénétration, il est recommandé de la mélanger avec des huiles plus pénétrantes, comme l'huile de noisette ou de jojoba. Cette combinaison permettra une absorption optimale.

Côté vibratoire : l'abricotier pousse sur des sols rocailleux et montagneux, et symbolise la vie qui persiste malgré les conditions difficiles et les défis rencontrés.

Les huiles de rosiers sauvages, fascinantes

L'huile de rose musquée et l'huile d'églantier sont des joyaux, que l'on assimile souvent, et à juste titre, à des secrets de jeunesse éternelle. Elles suscitent inévitablement des questionnements sur leurs ressemblances, et on les considère généralement comme interchangeables. Leur point commun ? Ces plantes font partie de ce qu'on appelle des rosiers sauvages. Il y a des centaines d'espèces différentes.

L'huile d'églantier est extraite par pression ou extraction CO_2 des fruits rouges de la plante *Rosa canina*. L'huile végétale de rose musquée du Chili, elle, est extraite par pression à froid des graines de deux plantes : *Rosa canina* et *Rosa rubiginosa*. Selon mes recherches, ces plantes ne sont pas présentes uniquement au Chili, car le *Rosa rubiginosa* peut prospérer en Bulgarie, en Afrique, en Pologne et en Amérique du Sud. De même, le *Rosa canina* peut être cultivé dans toute l'Europe (France, Belgique, Pologne) ainsi qu'en Asie occidentale (Afghanistan, Iran, Liban). C'est dans son habitat naturel que l'huile végétale révélera toute sa qualité et sa puissance, car elle s'imprègne des bienfaits de son biotope.

Ces huiles contiennent de puissants actifs pour la régénération de la peau, et sont recommandées pour atténuer les rides, les vergetures et les cicatrices. Mais pas uniquement, car leurs applications sont innombrables : peau dévitalisée, sèche, fissurée, desquamée, couperosée, hyperpigmentée, vergetures, cicatrices récentes et anciennes, taches de vieillesse, coups de soleil, acné, eczéma, psoriasis, escarre… Leur pouvoir bienfaisant sur la peau est un trésor à ne pas négliger.

L'huile d'églantier est remarquablement riche en vitamine C, qui joue un rôle essentiel dans la synthèse du collagène et la protection contre les radicaux libres. Elle contient par ailleurs une proportion significative d'acides gras essentiels, tels que les oméga-3 et oméga-6, qui sont importants pour la santé de la peau, des cheveux et des ongles. C'est aussi une bonne source de caroténoïdes comme le bêtacarotène, qui sont des pigments végétaux antioxydants bénéfiques pour la santé oculaire et la protection de la peau contre les dommages causés par les UV.

L'huile de rose musquée est riche en acides gras insaturés, tels que l'acide linoléique (oméga-6) et l'acide linolénique (oméga-3). Elle affiche également une très bonne teneur en vitamine A sous forme de rétinol, qui est un antioxydant puissant et favorise la régénération cellulaire, aidant ainsi à réduire les signes du vieillissement et à améliorer l'apparence de la peau. Ses caroténoïdes, tels que le bêtacarotène, apportent également des bienfaits antioxydants, aidant à neutraliser les radicaux libres, protégeant la peau contre les dommages environnementaux et donnant bonne mine. Elle contient aussi de la vitamine K qui stimule la coagulation, et a une action sur la couperose et les rougeurs diffuses.

Principaux constituants : vitamine C, acides gras essentiels, caroténoïdes (pour l'huile d'églantier). Acides gras insaturés, vitamine A et caroténoïdes (pour l'huile de rose musquée).

Astuces : ces huiles actives et puissantes nécessitent une dilution, particulièrement pour les peaux sensibles aux réactions allergiques. Ne les appliquez jamais pures sur le visage. Pour les peaux grasses ou acnéiques, mélangez ces huiles avec de l'huile de noisette ou de jojoba, ou encore avec un peu de gel d'aloe vera. Pour tous les autres types de peau, vous pouvez les mélanger avec n'importe quelle huile végétale. Pour un effet autobronzant naturel, diluez une goutte d'églantier dans votre crème de jour (ou essayez également avec de l'huile d'argousier).

Précautions : une maîtrise de leur utilisation est essentielle pour éviter tout problème. Dans une préparation cosmétique maison de 30 ml, n'en mettez pas plus de 10 ml. Prenez garde car à long terme, la rose musquée peut être comédogène et causer des boutons sur les peaux grasses. Par ailleurs, leur couleur vive écarlate les rend très pigmentées et susceptibles de tacher, alors veillez à les appliquer avec prudence lorsque vous êtes habillé(e), surtout si vous portez des vêtements clairs.

L'huile de coco, l'or blanc des tropiques

L'huile de coco est extraite par pression à froid de la chair des noix de coco, le fruit du cocotier (*Cocos nucifera*), arbre de la famille botanique des Arécacées. En plus d'évoquer des paysages tropicaux et une délicieuse saveur, elle est un trésor pour la peau. Que vous l'appliquiez directement sur la peau ou les cheveux, ou que vous l'incorporiez dans vos produits de beauté faits maison, elle agit comme un agent filmogène naturel de protection, idéal pour apaiser les peaux sèches ou irritées. Mais ce n'est pas tout. L'huile de coco présente également des propriétés antibactériennes grâce à l'acide laurique qu'elle contient. Celui-ci aide à lutter contre les bactéries responsables des mauvaises odeurs de transpiration, par exemple. C'est pour cela qu'elle est souvent incorporée dans les déodorants naturels ou faits maison. De plus, grâce à ses phytostérols, l'huile de coco apaise les irritations cutanées, ce qui en fait une option idéale pour calmer les coups de soleil, les irritations après le rasage et bien d'autres désagréments cutanés. Elle joue également un rôle d'antioxydant naturel grâce à sa teneur en vitamine E, qui agit pour protéger la peau des dommages causés par les radicaux libres, contribuant ainsi à prévenir le vieillissement prématuré. C'est aussi un démaquillant naturel efficace, idéal pour enlever en douceur le maquillage du visage. De plus, elle peut être utilisée comme une option de soin capillaire, aidant à nourrir les cheveux et les laissant brillants et en bonne santé.

Principaux constituants : acides gras saturés, vitamine E, phytostérols, vitamine A.

Astuces : vous pouvez l'utiliser en masque nourrissant express pour les peaux très sèches. Appliquez une fine couche d'huile de coco bio sur le visage et laissez agir pendant 15 à 20 minutes avant de rincer à l'eau tiède avec un gant de toilette. Pour un soin *coco*oning pour les mains et les pieds, massez-les avec quelques gouttes de cette huile, puis enfilez des gants et des chaussettes en coton pour laisser agir toute la nuit. Testez-la aussi en déo minimaliste : étalez une fine couche d'huile de coco bio sous les aisselles. C'est fantastique après une épilation.

Précautions : cette huile étant assez comédogène, évitez son utilisation sur peau grasse.

Côté vibratoire : appliquer de l'huile de coco, c'est comme s'évader vers une plage de sable blanc, sentir la brise tropicale sur votre peau, et savourer le parfum sucré des noix de coco fraîches, tout en offrant à votre peau une caresse veloutée.

ZOOM SUR LA COMÉDOGÉNICITÉ DES HUILES VÉGÉTALES

La comédogénicité des huiles végétales fait référence à leur capacité à obstruer les pores de la peau et à provoquer des points noirs ou des boutons. Il est essentiel de choisir des huiles adaptées à votre type de peau pour éviter tout problème cutané.

Macérât huileux de calendula	Non comédogène
Huile de jojoba	Non comédogène
Huile de nigelle	Non comédogène
Huile de pépins de framboise	Non comédogène
Beurre de karité	Non comédogène
Huile d'églantier	Peu comédogène
Huile d'amande douce	Peu comédogène
Macérât huileux de vanille	Peu comédogène
Huile de noyaux d'abricot	Peu comédogène
Huile de noyaux de prune	Peu comédogène
Huile de rose musquée	Assez comédogène
Huile de coco	Assez comédogène

Si vous avez une peau qui a tendance à briller et à avoir un excès de sébum, privilégiez les huiles « non comédogènes » et diluez toujours les « peu comédogènes » avec des « non comédogènes ». Évitez les « assez comédogènes » ou diluez-les fortement. Si vous ne présentez pas d'excès de sébum ou avez rarement des boutons, vous pouvez utiliser n'importe quelle huile.

Les huiles essentielles

Au contraire de l'huile végétale, l'huile essentielle ne contient pas de lipides ni de vitamines ou autres nutriments. C'est un « shot » de molécules volatiles qui transmettent des informations importantes à notre corps. Ce concentré liquide composé à 100 % des molécules aromatiques de la plante est extrait par distillation avec de la vapeur d'eau.

Les molécules aromatiques sont les composants chimiques qui confèrent aux huiles essentielles leur parfum caractéristique et leurs propriétés thérapeutiques. Ces molécules sont généralement volatiles et peuvent avoir des effets variés sur le corps et la peau. Voici quelques exemples de molécules aromatiques couramment trouvées dans les huiles essentielles :

- L'alpha-pinène : c'est une molécule présente dans de nombreuses huiles essentielles, notamment le pin. Elle a des propriétés anti-inflammatoires et antiseptiques, ce qui en fait un bon choix pour apaiser les douleurs musculaires et articulaires. En cosmétique, les huiles essentielles en contenant sont destinées à apaiser les peaux irritées ou sujettes à l'acné.
- Le limonène : on le trouve dans les huiles essentielles d'agrumes, comme le citron et l'orange. Il a des propriétés rafraîchissantes, antioxydantes et purifiantes pour la peau. Le limonène peut également aider à stimuler le système immunitaire.
- Le menthol : présent dans les huiles essentielles de menthe poivrée et de menthe verte, il est souvent utilisé pour soulager les maux de tête, les nausées et les démangeaisons cutanées. Il procure une sensation de fraîcheur apaisante à la peau, ce qui en fait un ajout populaire aux produits pour le corps et les pieds, et est particulièrement utile pour soulager les pieds fatigués ou les démangeaisons cutanées.

- Le linalol : c'est une molécule fréquente dans les huiles essentielles de lavande, de géranium et de bois de rose. Le linalol a des propriétés calmantes, toniques et cicatrisantes pour la peau. Il est très populaire dans les cosmétiques visant à prendre soin des peaux sensibles, ainsi que dans les soins cicatrisants et raffermissants.
- L'eugénol : trouvé dans l'huile essentielle de clou de girofle, il a des propriétés analgésiques et anti-inflammatoires. Il est souvent utilisé pour soulager la douleur dentaire et les problèmes buccaux. Pour les soins de la peau, on retrouve fréquemment cette molécule dans des soins topiques (produits à usage externe ayant une action locale) contre les parasites (gale, puces, poux...).

Les huiles essentielles ont de nombreuses indications et contre-indications. L'aromathérapie est l'utilisation thérapeutique des huiles essentielles.

En résumé, les huiles essentielles sont des alliées puissantes, mais nécessitent précaution et connaissance. Consultez un(e) professionnel(le) de la santé en cas de doute afin d'explorer leurs merveilles en toute sécurité.

- Application cutanée : les huiles essentielles sont principalement utilisées diluées dans une huile végétale pour les massages, les crèmes ou les préparations. Ne les appliquez jamais près des yeux. Seules certaines huiles essentielles peuvent être appliquées pures, mais en petite quantité et sur une zone limitée.
- Voie orale : les huiles essentielles par voie orale se prennent avec précaution, de 1 à 6 gouttes par jour, en capsules ou support neutre, sous supervision médicale.

- Diffusion : utilisez un diffuseur pour assainir et parfumer l'air. Ne brûlez jamais les huiles essentielles (dans un brûle-parfum par exemple), car cela altère leurs propriétés.
- Pour la réalisation de vos soins cosmétiques : 1 % maximum pour les cosmétiques d'usage quotidien ; 3 % maximum pour les traitements ciblés ou en cure. Ne chauffez pas les huiles, et ajoutez-les toujours à la fin de la préparation. Enfin, à titre de point de repère, retenez que 1 ml d'HE = 25 gouttes environ.

ATTENTION !

- Chez les femmes enceintes, les huiles essentielles s'utilisent avec la plus grande prudence. Par mesure de précaution, évitez-les toutes pendant le premier trimestre de grossesse. Utilisez certaines huiles après le 4e mois, en application cutanée et à dosage cosmétique. Évitez l'abdomen. Choisissez des huiles bien tolérées (lavande vraie, camomille noble, ravintsara, bois de rose, bois de Hô, agrumes).
- Pas d'huiles essentielles chez les bébés, sauf prescription médicale pour les enfants de plus de 6 mois.
- Certaines huiles sont photosensibilisantes, provoquant des taches en cas d'exposition au soleil. Évitez les huiles d'agrumes en plein soleil. Méfiez-vous d'huiles comme l'angélique, le céleri…

De nombreux livres ont été consacrés aux huiles essentielles. Cependant, dans ce guide, j'ai opté pour une approche simplifiée : nous allons nous concentrer uniquement sur les bienfaits spécifiques qui nous concernent en Beauté Vivante. Cette approche plus simple vise à éviter toute confusion dans l'utilisation des huiles essentielles en beauté. J'ai fait de mon mieux pour résumer et synthétiser au maximum les informations.

Nom commun, nom scientifique et partie distillée, odeur et pouvoir énergétique	Indications (les plus reconnues en cosmétique)	Astuces et remarques
Romarin à verbénone *Rosmarinus officinalis CT Verbénone* **Partie utilisée :** rameau fleuri **Odeur :** vive, chaude et pénétrante **Côté vibratoire :** cette fragrance vivifiante peut rappeler les senteurs de la nature sauvage et revitaliser les sens	**Propriétés :** purifiante, lissante, matifiante **Indications :** acné, rides, vergetures, psoriasis, pellicules, points noirs, pores dilatés, excès de sébum, soins toniques pour le corps et le visage	1 goutte le soir dans une crème de nuit pour matifier et lisser la peau. Ne pas utiliser chez les femmes enceintes et allaitantes.
Tea tree *Melaleuca alternifolia* **Partie utilisée :** feuille **Odeur :** terreuse, fraîche et légèrement boisée **Côté vibratoire :** une huile essentielle pour s'ancrer et s'enraciner	**Propriétés :** purifiante et matifiante **Indications :** acné, peau surchargée, bouton isolé, bouton de fièvre, pellicules grasses. Également très utile pour beaucoup de choses en lien avec l'immunité	1 goutte pure 3 à 6 fois par jour sur un bouton non identifié (à partir de 12 ans). OK pour les femmes enceintes (à partir du 4e mois) et allaitantes.

Nom commun, nom scientifique et partie distillée, odeur et pouvoir énergétique	Indications (les plus reconnues en cosmétique)	Astuces et remarques
Camomille romaine *Chamaemelum nobile* ou *Anthemis nobilis* **Partie distillée :** partie aérienne **Odeur :** intense, florale, solaire, rappelle celle de la pomme verte **Côté vibratoire :** ouvre le plexus solaire, aide à traverser de lourdes peines	**Propriétés :** calmante et anti-inflammatoire **Indications :** tous types de peau, acné, couperose, acné rosacée, démangeaisons, rougeurs, tous types de cuir chevelu sensible	1 goutte sur le plexus solaire (à partir de 10 ans) avant de se coucher pour faciliter l'endormissement. En cas d'urticaire : diluer 1 goutte dans 9 gouttes de macérât huileux de calendula et appliquer sur la zone, 3 fois par jour. En cas d'eczéma atopique (dès 3 ans) : diluer 1 goutte dans 9 gouttes d'huile végétale d'amande douce. Masser les plaques d'eczéma 3 fois par jour jusqu'à amélioration. OK pour les femmes enceintes (à partir du 4e mois) et allaitantes.
Ciste *Cistus ladaniferus* **Partie distillée :** rameau feuillé **Odeur :** piquante, boisée et résineuse **Côté vibratoire :** cicatrise les blessures émotionnelles	**Propriétés :** cicatrisante, anti-inflammatoire et anti-rougeurs **Indications :** tous types de peau, acné, couperose, acné rosacée, vergetures, rides, pores dilatés, jambes lourdes, cellulite, varices	3 gouttes de ciste + 3 gouttes de géranium dans un pot de 50 ml de crème neutre ou dans 30 ml d'huile végétale de jojoba, pour préserver la beauté de votre peau. 1 goutte pure de ciste pour arrêter les petits saignements (hémostatique). Ne pas utiliser chez les femmes enceintes et allaitantes.

Nom commun, nom scientifique et partie distillée, odeur et pouvoir énergétique	Indications (les plus reconnues en cosmétique)	Astuces et remarques
Pamplemousse *Citrus paradisi* **Partie extraite par pression à froid :** zeste du fruit **Odeur :** acidulée et fruitée **Côté vibratoire :** positivante et décomplexante	**Propriétés :** purifiante, lipolytique (casse les graisses) et éclat du teint **Indications :** peau grasse, peau terne, peau de fumeur/se, massage raffermissant	1 goutte sur un petit mouchoir pour se sentir bien dans son corps en toutes circonstances. Pour un gommage corporel (ne pas utiliser sur le visage) : 10 gouttes dans 2 généreuses cuillères à soupe d'huile de coco + 2 cuillères à soupe de sucre. OK pour les femmes enceintes (à partir du 4e mois) et allaitantes. Attention ! Cette essence est photosensibilisante : ne jamais s'exposer au soleil après son application. Elle n'est pas adaptée pour les peaux sensibles.
Lavande vraie *Lavandula angustifolia* **Partie distillée :** sommité fleurie **Odeur :** douce et florale **Côté vibratoire :** aide à prendre du recul et de la hauteur par rapport à une situation. Aide à agir avec sagesse et maturité	C'est l'huile essentielle polyvalente par excellence dans le domaine de l'aromathérapie ! **Propriétés :** assainissante, cicatrisante et apaisante **Indications :** toutes les inflammations de peau ainsi que tous types de peau ayant besoin d'être déstressée	1 goutte pure sur le haut de la tête pour mieux dormir ou pour une séance de méditation. 8 gouttes dans un pot de crème neutre bio sans parfum de 50 ml pour une crème après-rasage ou post-épilation à la cire. OK pour les femmes enceintes (à partir du 4e mois) et allaitantes.

Nom commun, nom scientifique et partie distillée, odeur et pouvoir énergétique	**Indications (les plus reconnues en cosmétique)**	**Astuces et remarques**
Ylang-ylang *Cananga odorata totum* **Partie distillée :** fleur **Odeur :** envoûtante, intense, florale, jasminée, entêtante **Côté vibratoire :** aide à avoir des rêves lucides et permet un voyage sensoriel hors du temps	**Propriétés :** séborégulatrice, éclat du teint, tonique général **Indications :** peau normale, mixte à grasse, peau terne, apaise aussi le mental en application cosmétique	Ajouter cette huile essentielle dans les soins pour le corps (crème, huile ou baume) pour donner une note sensuelle et stimuler la libido. Ne pas utiliser chez les femmes enceintes et allaitantes.
Petit grain *Citrus aurantium var. amara* **Odeur :** verte, florale, fruitée, vivifiante **Partie distillée :** feuille **Côté vibratoire :** cicatrise les petits cœurs blessés. Aide à digérer l'amertume des paroles blessantes	**Propriétés :** séborégulatrice, cicatrisante, apaisante, purifiant doux **Indications :** tous types de peau sensible (peau normale, mixte à grasse ou acnéique)	Excellente en diffusion atmosphérique pour apporter une odeur de vacances herbacée délicate dans votre lieu de vie. OK pour les femmes enceintes (à partir du 4e mois) et allaitantes.

Nom commun, nom scientifique et partie distillée, odeur et pouvoir énergétique	Indications (les plus reconnues en cosmétique)	Astuces et remarques
Géranium Bourbon *Pelargonium x asperum CV Bourbon* **Odeur :** sucrée, ronde, douce et fleurie, fruitée, rosée **Partie utilisée :** feuille **Côté vibratoire :** oser aller vers les autres, permet l'ouverture aux autres	**Propriétés :** anti-rougeurs, cicatrisante, resserre les pores, tonique général de la peau et équilibrante pour chaque état de peau **Indications :** tous types de peau	En association avec l'huile essentielle de ciste, elle rendra cette dernière plus agréable en application cosmétique. 1 goutte dans votre dose quotidienne de crème de nuit (bio de préférence), pour un effet euphorisant et un coup d'éclat assuré. Pendant 10 jours. OK pour les femmes enceintes (à partir du 4e mois) et allaitantes.

À vous de créer votre huile de beauté !

Maintenant que vous avez acquis les règles d'or essentielles pour créer des huiles de beauté, n'hésitez pas à élaborer votre propre composition.

Commencez par identifier trois de vos besoins spécifiques, puis consultez mes fiches pratiques sur les huiles végétales et les huiles essentielles. Choisissez jusqu'à trois huiles végétales et trois huiles essentielles qui correspondent. Si vous décidez de n'en sélectionner qu'une de chaque pour débuter, c'est déjà fantastique ! Laissez libre cours à votre créativité et offrez-vous ce bienfait.

La recette de base pour créer votre huile de beauté

Matériel :

Un flacon en verre ambré (30 ml, par exemple)

Un petit entonnoir

Ingrédients :

- Huiles végétales au choix (3 maximum, soit 10 ml de chaque si vous utilisez un flacon de 30 ml, en privilégiant celles indiquées dans cet ouvrage)
- Huiles essentielles au choix (3 maximum, 8 à 10 gouttes d'HE au total maximum, en privilégiant celles indiquées dans cet ouvrage)
- 1 à 2 gouttes de vitamine E (pour prolonger la durée de vie de vos huiles végétales)

Préparation :

- Remplissez votre flacon avec les huiles végétales, puis ajoutez les huiles essentielles et la vitamine E. Refermez le flacon, puis secouez.

Utilisation :

Cette huile de beauté peut être utilisée de trois manières :

- Comme sérum avant une crème de jour ou de nuit (appliquez 1 à 3 gouttes sur la peau en légers massages).
- Mélangée avec la crème de jour ou de nuit (1 à 2 gouttes dans votre noisette de crème).
- Seule en tant qu'huile de nuit (5 gouttes à faire chauffer entre les paumes avant d'appliquer sur le visage).

Conservation :

Cette préparation maison peut être conservée entre 6 mois et 1 an.

Attention !

Toutes les huiles essentielles ne sont pas photosensibilisantes, certes, mais elles peuvent créer des sensibilités cutanées. Dans le cadre de la cosmétique maison, je recommande d'appliquer les produits à base d'huiles essentielles le soir. Si vous choisissez de les utiliser en journée, assurez-vous de ne pas vous exposer longtemps au soleil, afin de minimiser les risques potentiels pour la peau.

ET LE GEL D'ALOE VERA ?

Le gel d'aloe vera permet d'alléger la texture de votre huile de beauté et de la rendre plus pénétrante. Cela convient particulièrement aux peaux mixtes à grasses, par exemple, ou lorsqu'il fait très chaud et que les huiles végétales pourraient causer des boutons chez certaines personnes. Dans le langage de la cosmétique naturelle, votre produit serait alors appelé un « oléogel » (oléo faisant référence à l'huile).

La formulation de base universelle pour un oléogel :

10 ml d'huile végétale au choix

+ 20 ml de gel d'aloe vera de bonne qualité cosmétique (jus d'aloe + stabilisants et rien d'autre)

+ 5 à 8 gouttes d'huiles essentielles (en option).

Je crée mon huile de beauté magique :

N'hésitez pas à partager votre huile de beauté sur les réseaux sociaux en utilisant le hashtag #BeautéVivante et en me mentionnant sur Instagram @rachel.dipinto ou @ecole_de_beaute_vivante afin de propager ce message bienfaisant à travers le monde.

Mes autres outils

Cultiver votre bonheur intérieur et rayonner de beauté

La beauté vient aussi de votre bonheur intérieur. Et le bonheur, cette précieuse émotion qui illumine nos vies, n'est pas seulement le fruit du hasard. Il peut être cultivé activement dans notre quotidien, et lorsque nous le faisons, les effets positifs se manifestent non seulement dans notre état d'esprit, mais aussi dans notre apparence. Les hormones du bonheur, telles que la sérotonine, la dopamine et les endorphines, sont nos alliées dans cette quête. Voici comment les produire naturellement :

- **Les promenades en pleine nature** sont bénéfiques à de nombreux niveaux. Elles offrent une évasion de l'agitation urbaine, permettent de se reconnecter à la beauté naturelle, et favorisent la détente. Marcher en forêt ou se promener le long de la mer peut apporter un sentiment de calme et de paix intérieure, et augmente la production d'endorphines, les « hormones du bonheur ». De plus, passer du temps à l'extérieur peut contribuer à réguler le rythme circadien, ce qui influence la production de mélatonine et de sérotonine, deux hormones liées à la régulation de l'humeur et du sommeil.
- **La pratique du yoga** a un véritable impact sur notre bien-être mental, ce qui se reflète sur notre visage. Après certaines postures de yoga, on ressent un authentique souffle de bien-être qui se manifeste à la fois intérieurement et extérieurement. Ainsi, le yoga trouve pleinement sa place dans la quête de la Beauté Vivante. C'est un outil précieux pour libérer les énergies stagnantes dans le corps, qui parfois peuvent créer des tensions faciales ou altérer notre posture. En marchant

avec assurance, la tête haute, le chakra du cœur et du plexus solaire ouverts, cela a des répercussions positives sur notre état d'esprit et sur l'aura que nous dégageons.

« TROIS POSTURES DE YOGA À INTÉGRER DANS SON QUOTIDIEN »

Victoria Bardiau, professeur de yoga et fondatrice de Aumm (@weareaumm)

Balasana - la posture de l'enfant

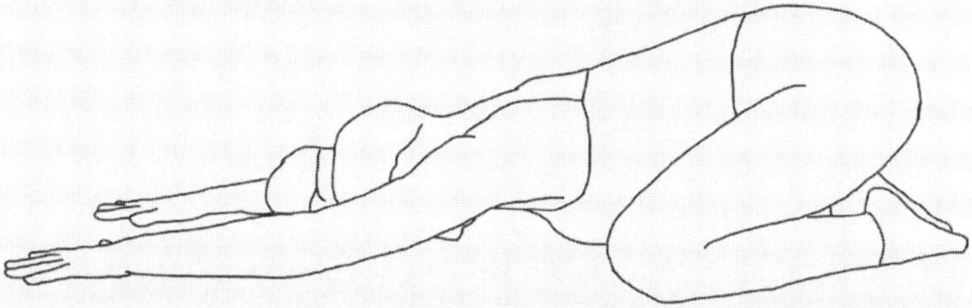

« Probablement ma posture favorite. Elle est à la fois simple, apaisante et ancrante.

La posture : agenouillé, les fesses sur les talons, le front au sol.

Les variations :

• Agenouillé, les genoux et les talons ensemble, le front au sol, les bras allongés le long du corps. Cette variation-ci permet de bien détendre le bas du dos et de relâcher les épaules. Elle a ce côté très sécurisant que j'adore, surtout quand j'ai besoin de me refermer sur moi-même et de retrouver mon ancrage.

• Agenouillé, les genoux écartés, les talons ensemble, les bras étirés vers l'avant. Cette variation-ci permet de relâcher les hanches tout en étirant les épaules. Elle permet de s'ancrer tout en ouvrant le corps en douceur.

Supta Baddha Konasana - la posture de la déesse du sommeil

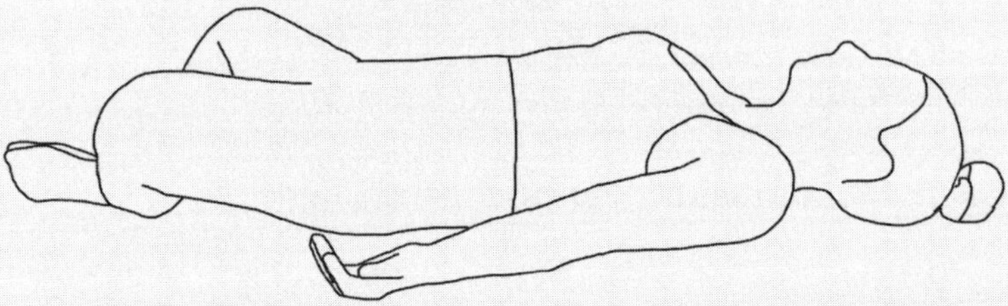

Une posture en ouverture complète du cœur et des hanches. On peut s'y sentir très vulnérable et elle peut faire monter et sortir des émotions.

La posture : allongé sur le dos, les plantes des pieds l'une contre l'autre, les talons près du pubis, les genoux qui tombent vers l'extérieur.

Les variations : pour ajouter un étirement des épaules, j'allonge mes bras derrière ma tête et j'attrape mes coudes opposés. Je peux également placer un bloc en dessous de mes omoplates pour accentuer l'ouverture de mon cœur.

Savasana - la posture du cadavre

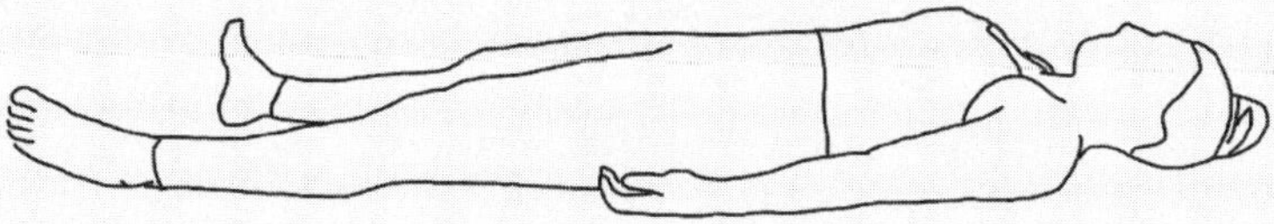

Cette posture de relaxation permet de laisser au corps le temps d'intégrer ce qu'il y a à intégrer.

La posture : allongé sur le dos, les pieds écartés, les bras le long du corps, les paumes de mains tournées vers le ciel. Les yeux fermés, complètement immobile, en se concentrant uniquement sur la respiration.

Les variations : j'aime placer un coussin en dessous de mes genoux pour relâcher le bas de mon dos, ou placer une main sur mon ventre et une main sur mon cœur pour me reconnecter à mes émotions et m'apporter toute la douceur dont j'ai besoin. »

- **Passer du temps de qualité avec des amis et la famille** renforce les liens affectifs, favorise le partage d'expériences (positives ou négatives) et offre un soutien social essentiel. Ces moments sont des occasions de rire, de pleurer, de raconter des histoires et de créer des souvenirs précieux. Les interactions sociales positives peuvent aussi augmenter la production d'ocytocine, l'hormone de l'attachement qui favorise la confiance et le bien-être émotionnel. Les moments de bonheur partagés peuvent également stimuler la libération d'endorphines, améliorant ainsi l'humeur.
- **Ritualiser les moments de détente avec de l'encens et la diffusion d'huiles essentielles** permet de créer une atmosphère apaisante et favorise la relaxation et la méditation. Ces rituels sensoriels peuvent aider à marquer la transition entre les activités

quotidiennes et le repos, permettant de se recentrer et de se détendre. Les senteurs agréables (lavande, encens, camomille…) sont associées à une réduction du stress et de l'anxiété. L'inhalation de ces odeurs peut influencer positivement le système nerveux, favorisant la relaxation et la libération d'endorphines.

- **Suivre les cycles lunaires, notamment la pleine lune, pour des soins de peau occasionnels.** C'est une pratique ancienne qui peut aider à ajuster les rituels de beauté en fonction des phases de la lune. La pleine lune, en particulier, est souvent associée à la revitalisation et à la régénération, créant ainsi une atmosphère empreinte de mystère et de magie, où les rituels de beauté deviennent des moments encore plus spéciaux. Pensez à réaliser vos gommages, masques ou massages du visage à chaque pleine lune. Même si c'est une fois par mois, c'est déjà très bien.

Dans l'ensemble, ces pratiques sont essentielles pour favoriser le bien-être mental et émotionnel. Elles peuvent influencer positivement la production d'hormones, contribuer à la réduction du stress et à l'amélioration de l'humeur, et créer un équilibre bénéfique dans la vie quotidienne. En intégrant ces habitudes dans votre routine, vous pouvez cultiver un mode de vie de Beauté Vivante.

Mes tisanes et gélules beauté

Les plantes peuvent apporter de nombreux bienfaits dans la vie quotidienne, que ce soit sous forme d'huiles essentielles, de tisanes ou encore de gélules en tant que compléments alimentaires.

Il est crucial de ne pas s'automédiquer. Si vous souffrez d'une maladie, consultez toujours votre médecin avant de prendre des suppléments. Lorsque vous vous rendez chez un herboriste pour acheter des plantes, celui-ci est en mesure de valider votre choix de plante. En effet, le naturel n'est pas sans risques, il est donc important de demander conseil.

En pratique, je recommande **les gélules de graines de bourrache** (*Borago officinalis*) **et d'onagre** (*Oenothera biennis*). Ces plantes sont appréciées pour leurs graines riches en acides gras essentiels, en particulier l'acide gamma-linolénique (GLA), un type d'oméga-6 bénéfique pour la santé. Elles sont souvent utilisées pour favoriser la santé de la peau, car les acides gras essentiels jouent un rôle primordial dans le maintien de l'hydratation de la peau, la réduction de l'inflammation (eczéma, rosacée…) et le maintien de son élasticité. Généralement, on recommande de prendre 1 à 2 gélules par jour au moment des repas, avec un verre d'eau. Il est conseillé de faire des cures de gélules de graines de bourrache et d'onagre deux à trois fois par an, en fonction de vos besoins spécifiques. Ces cures peuvent durer de 2 à 3 mois. Suivez les indications figurant sur l'emballage du produit ou consultez un(e) professionnel(le) de la santé.

Vous pouvez aussi miser sur les tisanes de plantes. Pour les préparer, faites bouillir de l'eau, ajoutez le mélange de plantes de votre choix dans une tasse, versez l'eau chaude dessus, couvrez et laissez infuser pendant quelques minutes. Filtrez et buvez la tisane. Vous pouvez en consommer une à deux tasses par jour, selon vos besoins. N'oubliez pas de consulter un(e) professionnel(le) de la santé ou un(e) herboriste si vous avez des préoccupations spécifiques concernant votre peau.

- **Pour une peau éclatante :** pissenlit, ortie et pensée sauvage (en mélange). Le pissenlit est purifiant et aide à détoxifier la peau. L'ortie est riche en vitamines et minéraux essentiels, tandis que la pensée sauvage favorise la clarté de la peau, aidant à obtenir un teint radieux.

- **Pour une peau apaisée :** camomille, lavande et calendula (en mélange). La camomille et la lavande ont des propriétés apaisantes et anti-inflammatoires qui aident à calmer les irritations cutanées. Le calendula (souci) favorise la cicatrisation et réduit les rougeurs.
- **Pour une peau équilibrée :** menthe poivrée, citronnelle et gingembre (en mélange). En combinant ces trois plantes dans une tisane, vous créez une boisson à la fois agréable au goût et bénéfique pour la digestion. En prenant soin de votre système digestif, vous favorisez un équilibre interne qui peut se refléter positivement sur la santé de votre peau. Il est important de rappeler que la peau et le système digestif sont étroitement liés, et une alimentation et une digestion saines peuvent contribuer à une peau équilibrée.
- **Pour une peau immortellement belle :** framboisier, rose, hibiscus et échinacée (en mélange). Le framboisier, avec ses feuilles riches en principes actifs, apporte un équilibre subtil. La rose, symbolisant la délicatesse et la pureté, se fond parfaitement dans ce mélange. L'hibiscus, avec sa richesse en antioxydants, est le gardien de la jeunesse de la peau. Il lutte activement contre les radicaux libres, préservant ainsi la fraîcheur de votre teint. L'échinacée, puissante pour l'immunité, renforce également les défenses de la peau. Elle agit comme un bouclier naturel, protégeant votre corps des agressions extérieures.
- **Pour une peau détoxifiée :** thé vert, ortie et coriandre (en mélange). Le thé vert est un puissant antioxydant qui aide à éliminer les toxines de la peau. L'ortie reminéralise et la coriandre a des propriétés purifiantes.

PARTIE II

MES ROUTINES DE BEAUTÉ VIVANTE

Dans le domaine de la beauté, les avis sur les soins de la peau divergent. Chacun a son point de vue. Je partage ici avec vous mes routines essentielles, issues de mes quinze ans d'expérience, mais je ne prétends pas détenir la vérité absolue. L'important est de choisir des routines adaptées à vos besoins pour trouver celle qui sera idéale pour vous.

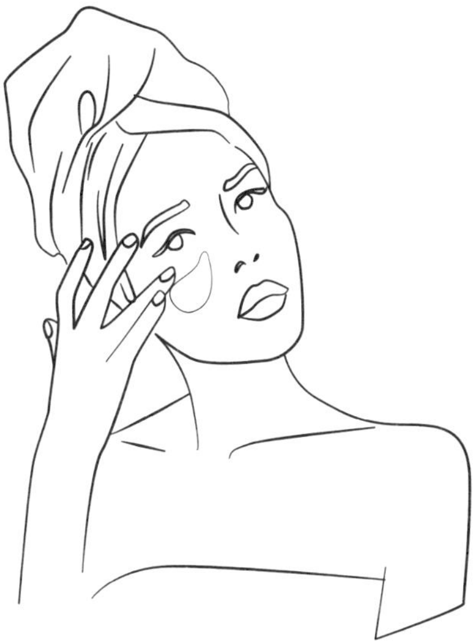

Ma routine quotidienne sur 24 heures

En l'espace de 24 heures, la peau passe par quatre grandes périodes.

Au réveil, c'est le moment de la journée où l'hydratation de la peau est à son minimum, tout comme son processus de réparation. C'est pourquoi elle a besoin d'une hydratation et d'une protection maximale. D'où l'importance de la routine du réveil (voir p. 82).

L'après-midi, le niveau d'hydratation de la peau augmente naturellement jusqu'à atteindre un pic de sébum en début d'après-midi. Si, en fin de journée, l'excès de sébum vous incommode, vous pouvez appliquer une poudre minérale biologique pour l'absorber (mais cette routine n'est pas obligatoire). Vous en trouverez sous l'appellation « poudre matifiante » chez différentes marques de maquillage bio. Neutres et non teintées, elles sont principalement à base de poudre de riz. Si votre épiderme perd de sa vitalité et de son éclat à cause du surplus de sébum, c'est l'occasion d'appliquer mon eau botanique de jour (voir la recette p. 153).

Le soir, votre peau a été exposée à diverses sources de pollution et d'agression tout au long de la journée. C'est pourquoi il est important de la nettoyer et de la détoxifier soigneusement avant d'aller vous coucher. Un démaquillage complet suivi d'un nettoyage doux et efficace est donc recommandé pour éliminer toutes les impuretés accumulées. En faisant cela, on aide notre peau à mieux récupérer pendant la nuit. Voir mon rituel du soir p. 101.

Durant le sommeil, la peau perd une grande partie de son eau. Vos cellules cutanées travaillent dur pour se régénérer, éliminer les toxines grâce à la microcirculation sanguine qui est stimulée (surtout entre minuit et 4 heures du matin), réparer les dommages causés par les agressions extérieures et vous donner une peau fraîche et saine. Entre 23 heures et 2 heures du matin, le pic de production de l'hormone de croissance est atteint, ce qui stimule la production de collagène, et rend votre peau plus ferme. C'est pourquoi un bon sommeil est si essentiel pour une peau radieuse et en bonne santé. D'où l'importance de certains petits rituels pour favoriser le sommeil.

- Nettoyez votre visage, même si vous n'avez pas utilisé de maquillage, afin d'éliminer les impuretés et la poussière accumulées. De plus, cela vous procure une sensation de clarté mentale, comme si vous vous libériez des tensions de la journée avec de l'eau sur votre visage.

- Éloignez-vous des écrans, car leur lumière bleue envoie des signaux contradictoires à votre cerveau en lui indiquant de rester éveillé. De plus, toutes les informations qui proviennent de votre Smartphone perturbent la tranquillité nécessaire pour s'endormir. Si possible, évitez de consulter Internet au moins 1 heure avant de vous coucher, vous verrez la différence sur votre état mental.

- Buvez une tisane aux fleurs de lavande, de rose ou de camomille le soir avant de vous coucher : c'est réconfortant et cela permet de préparer votre corps à se détendre en vue du sommeil.

- Vous pouvez aussi miser sur l'aromathérapie. C'est simple mais efficace. J'ai toujours un flacon d'huile essentielle de lavande ou d'ylang-ylang sur ma table de nuit, et j'en dépose quelques gouttes sur mon poignet avant de dormir.

ET SI JE TRAVAILLE LA NUIT ?

Suivre ces rituels quand on travaille de nuit peut sembler difficile. Cependant, il est possible de maintenir une peau saine avec des horaires décalés. Le corps s'adapte, et voici quelques astuces à privilégier.

- **Hydratez !** La clé d'une peau saine réside dans une hydratation adéquate. Veillez à boire suffisamment d'eau. Gardez une bouteille d'eau à portée de main pendant votre travail afin de vous hydrater régulièrement.
- **Misez sur un nettoyage doux.** Même si vous rentrez tard le soir ou tôt le matin, consacrez quelques minutes à débarrasser votre peau des impuretés accumulées. Utilisez un nettoyant doux adapté à votre type de peau ou un hydrolat purifiant comme celui de romarin à verbénone. Un nettoyage rapide mais efficace peut faire une grande différence.
- **Ne négligez pas la qualité de votre sommeil**, même quand vous dormez pendant la journée. Investissez dans des rideaux occultants ou un masque pour les yeux afin de créer un environnement propice au repos. Le sommeil est crucial pour la régénération de la peau.
- Malgré vos horaires de travail décalés, **prenez le temps de planifier des rendez-vous chez l'esthéticien(ne) pour des soins du visage réguliers.** Les esthéticien(ne)s sont des professionnel(le)s qualifié(e)s qui peuvent fournir des traitements spécialisés adaptés à votre type de peau. Ces soins permettront de nettoyer en profondeur, d'exfolier et de nourrir votre peau, en lui apportant les bienfaits nécessaires pour maintenir son éclat et sa santé.
- **Prenez le temps de vous chouchouter** lorsque vous en avez l'occasion, que ce soit pendant vos jours de repos ou à d'autres moments de la journée. Accordez-vous des moments de détente et de plaisir pour compenser les contraintes de votre emploi du temps.

Ma routine universelle du matin

Voici une routine du réveil universelle. Il existe bien sûr quelques subtilités pour chaque état de peau. Pour cela, il suffit de demander conseil à un(e) expert(e) en cosmétique naturelle lorsque vous achetez vos produits.

Rafraîchir sa peau avec un hydrolat, pour aider à éliminer les toxines

Le matin, il est préférable de rafraîchir la peau sans forcément la nettoyer, surtout si vous l'avez nettoyée la veille au soir. Pour cela, utilisez un hydrolat adapté à vos besoins (fleur d'oranger, rose, romarin à verbénone…, voir aussi les conseils p. 93) ou ma recette d'eau botanique de jour (voir p. 153). Pendant la nuit, la peau effectue un processus d'auto-nettoyage et il vaut mieux la réveiller en douceur. L'hydrolat va aider à éliminer les toxines libérées.

Ces conseils ne sont pas une vérité absolue, mais plutôt une manière de respecter le rythme naturel de la peau, un organe vivant avec son propre cycle. Cependant, si vous avez beaucoup transpiré pendant la nuit, notamment par temps chaud, et que vous ressentez le besoin de nettoyer votre peau, vous pouvez éventuellement la laver avec un gant en fibre de bambou spécialement conçu pour le visage ou un savon très doux.

Appliquer un sérum de jour (étape facultative)

Si vous avez préparé votre propre huile de beauté ou oléogel (voir p. 65), c'est le moment idéal pour l'appliquer. Si votre peau a tendance à briller excessivement, privilégiez l'oléogel. Si vous utilisez l'huile de beauté maison, appliquez-la en petite quantité pour ne pas surcharger la peau, qui produit déjà du sébum naturellement durant la journée pour se protéger. Si vous sentez que votre peau tire malgré tout, vous pouvez en appliquer un peu plus. Cependant, rappelez-vous la règle d'or : *less is more*. L'efficacité d'un produit ne dépend pas de la quantité que vous utilisez, mais de sa qualité et de sa compatibilité avec votre peau.

Vous avez également la possibilité d'appliquer un sérum biologique et naturel acheté dans le commerce. Ces produits peuvent être d'excellente qualité et offrir des avantages similaires à ceux que vous préparez vous-même.

Hydrater sa peau avec une crème de jour, pour la protéger

L'étape suivante consiste à hydrater votre peau avec une crème de jour hydratante et antioxydante. Privilégiez les crèmes qui contiennent des actifs antipollution et qui protègent des dommages des UV afin d'aider votre peau à se défendre contre les agressions extérieures.

En plus d'apporter une hydratation essentielle, elles renforcent la barrière cutanée.

Comment appliquer sa crème de soin ?

Pour maximiser l'efficacité de votre soin (de jour ou de nuit), adoptez les bons gestes. La méthode est simple, pas besoin d'être un(e) professionnel(le) de l'esthétique.

L'idée est d'appliquer sa crème de l'intérieur vers l'extérieur du visage, comme si l'on voulait diriger toutes les toxines et impuretés vers l'extérieur, en direction des canaux lymphatiques principaux. Cette technique permet une meilleure absorption de la crème tout en favorisant la circulation lymphatique, qui est essentielle pour éliminer les déchets et les toxines.

EN PRATIQUE :

- Prélevez une petite quantité de crème sur le bout de vos doigts.
- Commencez au milieu de votre visage, près de votre nez, et appliquez la crème en effectuant de légers mouvements vers l'extérieur, en suivant le contour de votre visage.
- Continuez à étaler la crème sur votre front, vos joues et votre menton en veillant à ne pas tirer la peau vers le bas.
- Terminez en tapotant légèrement votre visage du bout des doigts pour stimuler la circulation lymphatique.

Appliquer un contour des yeux (étape facultative)

Cette étape, bien que facultative, apporte une touche sensorielle agréable et peut contribuer à améliorer l'aspect du contour des yeux. Elle offre une sensation de fraîcheur et d'apaisement à cette zone délicate du visage et peut permettre de réduire l'apparence des cernes et des poches sous les yeux, tout en hydratant cette zone sensible.

Vous pouvez appliquer le soin du contour des yeux à la fin de votre routine, car il agit comme une touche finale, donnant l'impression de mettre en beauté votre regard pour la journée. Cependant, il n'est pas nécessaire de surcharger votre routine de soins. Après tout, l'essentiel est de se sentir bien dans sa peau, sans tomber dans l'excès ou les pratiques trop sophistiquées. Pour aller plus loin, consultez la partie contour des yeux dans la routine du soir (p. 96).

APPLIQUER DES PRODUITS DIFFÉRENTS EN FONCTION DES ZONES DU VISAGE ?

L'une des choses merveilleuses en matière de soins de la peau, c'est la flexibilité : vous pouvez personnaliser votre routine en fonction de vos besoins spécifiques. Ainsi, vous pouvez parfois constater que certaines zones de votre visage ont des besoins différents. Par exemple, si vous avez tendance à développer des boutons ou à avoir une peau qui brille sur la zone T (front, nez, menton), vous pouvez envisager d'appliquer un soin plus léger à base de gel ou de fluide. Ces textures légères aident à maîtriser la brillance et à maintenir cette zone sous contrôle. En revanche, les joues et le décolleté peuvent être plus secs et avoir besoin d'une hydratation plus riche. Dans ce cas, un baume ou une crème plus nourrissante peuvent être une excellente option pour apporter un confort supplémentaire à ces zones. Cette approche de soin différenciée vous permet de répondre aux besoins spécifiques de chaque zone de votre visage sans surcharger ni compliquer votre routine. Trouvez ce qui fonctionne le mieux pour votre peau afin de maintenir une routine qui vous convienne, sans que cela devienne une tâche compliquée.

Ma routine universelle du soir

Cette routine quotidienne du soir est universelle. Il existe bien sûr quelques subtilités pour chaque état de peau. Pour cela, il suffit de demander conseil à un(e) expert(e) en cosmétique naturelle lorsque vous achetez vos produits.

Se démaquiller, une étape indispensable

Il est crucial de ne pas dormir maquillé(e). Même si vous rentrez tard, essayez au moins de passer par l'étape du nettoyage.

Nous l'avons vu plus haut, le soir, au coucher, la peau réalise naturellement une détoxification. Par conséquent, elle devient plus perméable. En vous débarrassant de votre maquillage, vous évitez d'obstruer vos pores avec les pigments de votre maquillage. Même si ce dernier est naturel, dormir avec du maquillage peut contribuer à asphyxier la peau et peut causer des points noirs ainsi que des boutons.

Le démaquillage minimaliste

Les huiles végétales diluent parfaitement bien tout le maquillage : blush, mascara, fond de teint, bronzer, anticernes… tout y passe ! Grâce aux huiles végétales, le maquillage peut fondre et s'enlever sans aucune difficulté à l'aide de cotons et d'un gant de toilette.

MON CONSEIL

Pour réaliser un démaquillage à l'huile végétale, il est fréquent d'appliquer un peu d'huile sur un coton et de frotter celui-ci sur les yeux et le visage. En réalité, il est plus facile de faire cela à l'aide de ses doigts. La peau des mains est plus douce et rend l'étape du démaquillage à l'huile beaucoup plus sensorielle.

Les étapes :

1. Appliquez de l'huile végétale dans vos mains, et chauffez-la en la frottant entre vos paumes.
2. Massez doucement l'ensemble de votre visage avec vos doigts imbibés d'huile végétale.
3. Pour retirer le mascara, appliquez un peu d'huile végétale sur un coton et ajoutez une petite quantité d'hydrolat de rose ou de bleuet. Ensuite, utilisez le coton pour enlever délicatement les résidus de mascara.
4. Avec un gant de toilette ou une lingette réutilisable humidifiée à l'eau tiède, frottez doucement l'ensemble de votre visage pour éliminer complètement le maquillage mélangé à l'huile.

4 HUILES VÉGÉTALES IDÉALES POUR LE DÉMAQUILLAGE

- Pour les peaux sèches : huile de coco ou d'amande douce.
- Pour les peaux mixtes à grasses : huile de jojoba ou de noyaux d'abricot.

LA TECHNIQUE DU PANDA

Il est également possible d'opter pour une alternative sans l'utilisation de cotons lors du démaquillage. Une méthode ludique, que j'appelle la « technique du panda », consiste à enlever le mascara en utilisant délicatement les doigts, préalablement imprégnés d'un peu d'huile végétale telle que l'huile de coco ou l'huile d'amande douce. En réalisant des gestes vers le bas, on parvient à éliminer complètement le mascara. Cette technique réside dans la fonte du mascara, qui se répand autour des yeux, donnant ainsi l'apparence d'un véritable panda pendant un court instant. Pour achever ce rituel, il suffit de rincer l'ensemble du visage à l'aide d'un gant de toilette humide et légèrement chaud, permettant ainsi de retirer tout le maquillage.

Le démaquillage avec des produits de beauté démaquillants prêts à l'emploi

Si la pratique du démaquillage à base d'huiles végétales ne vous charme pas, vous avez également la possibilité d'utiliser des produits tout prêts. Sur le marché, vous trouverez des démaquillants aux textures variées : solide, gel, lait ou encore huile. Certains requièrent l'ajout d'eau, ce qui crée une émulsion douce sur le visage. Cette émulsion peut prendre la forme d'un lait onctueux ou d'une mousse légère.

Chaque produit a ses propres instructions. Lisez-les bien avant de les utiliser.

Se laver le visage, pour oxygéner la peau

Le nettoyage permet de débarrasser la peau de ses impuretés. Tout au long de la journée, le visage est exposé à de nombreuses agressions externes : la pollution de l'air, les bactéries, la fumée de cigarette mais aussi le sébum que la peau produit afin de se protéger. Pour soutenir les fonctions naturelles de régénération cutanée, il est utile de la nettoyer avant de se coucher.

Pour un nettoyage simple et zéro déchet : l'argile blanche

Laver son visage avec de l'argile blanche est une pratique bienfaitrice pour la peau, emplie de vertus purifiantes et apaisantes. Cette substance naturelle offre une alternative écologique et zéro déchet, s'inscrivant ainsi dans une démarche respectueuse de l'environnement.

L'argile blanche est une substance naturelle d'origine minérale, formée par la décomposition de roches contenant des minéraux, telles que le kaolin. Elle est extraite (comme toutes les argiles) de carrières et est souvent utilisée dans les soins de la peau en raison de ses propriétés purifiantes et apaisantes. Les argiles proviennent de gisements naturels répartis à travers le monde, et leur couleur dépend de leur composition minérale spécifique.

En raison de ses propriétés absorbantes, elle se révèle être un allié précieux pour éliminer l'excès de sébum et les impuretés, laissant la peau fraîche et nette. Grâce à sa douceur remarquable, elle convient à tous les types de peau, y compris les plus sensibles et délicates. Son pouvoir cicatrisant est également reconnu : elle apaise les irritations cutanées et favorise la guérison des imperfections. Au-delà de son utilisation pour le visage, l'argile blanche peut également être employée pour purifier et nettoyer le corps tout entier.

Il est toutefois essentiel de rappeler qu'après utilisation de l'argile blanche, une hydratation adéquate de la peau est nécessaire afin d'éviter d'assécher la peau et de préserver son équilibre naturel.

EN PRATIQUE :

Mouillez vos mains et votre visage. Prenez une petite quantité de poudre d'argile blanche : elle va doucement fondre au contact de l'eau, créant une texture crémeuse semblable à un lait nettoyant. Appliquez cette mixture sur votre visage en effectuant des mouvements circulaires pour éliminer les impuretés et les résidus de maquillage. Ensuite, rincez abondamment à l'eau tiède.
Vous pouvez aussi préparer à l'avance votre pâte nettoyante à l'argile blanche (voir la recette p. 150).

Se nettoyer la peau avec des produits prêts à l'emploi

Sur le marché de la cosmétique naturelle, vous trouverez une multitude de produits nettoyants pour répondre à la variété des préférences : savons saponifiés à froid, gels, mousses, gelées… Tous ces produits ont vocation à nettoyer la peau, chacun à sa manière.

Ces produits tirent leur efficacité des actifs détergents qu'ils renferment. Il s'agit d'ingrédients spécifiques qui permettent un nettoyage en profondeur de la peau. En cosmétique « classique », ces détergents peuvent altérer le pH de la peau et provoquer des déséquilibres tels que la sécheresse, l'acné ou les dartres. Dans le domaine de la cosmétique naturelle, on favorise des nettoyants doux et respectueux de la peau. En cosmétique bio, on privilégie souvent des détergents plus ou moins doux d'origine naturelle, tels que les dérivés de coco ou de sucre (cocamidopropyl bétaïne, lauryl bétaïne, lauryl glucoside). Les formulations naturelles offrent une alternative intéressante, permettant de prendre soin de notre peau tout en préservant sa santé et sa beauté naturelle. Pour faire les bons choix, fiez-vous aux labels (voir p. 36).

Notez que dans les savons saponifiés à froid, il n'y a pas d'ajout de détergent. La saponification avec la soude et les huiles végétales crée naturellement une réaction chimique qui produit du savon nettoyant. Privilégiez les savons saponifiés à froid surgras enrichis en huiles et beurres végétaux afin de ne pas trop perturber le pH de la peau.

Tonifier sa peau, plus que nécessaire

C'est une étape incontournable. Le tonique est un produit liquide à base d'ingrédients bénéfiques pour la peau, tels que des extraits de plantes, des hydrolats ou des actifs hydratants. Il a plusieurs fonctions :

- Rétablir le pH de la peau car, après le nettoyage, le pH de la peau, qui est légèrement acide, peut être perturbé. C'est indispensable pour maintenir un équilibre cutané optimal.
- Hydrater et apaiser la peau. Certains toniques contiennent des ingrédients hydratants et apaisants qui aident à prévenir la déshydratation de la peau et à calmer les irritations éventuelles après le nettoyage.
- Préparer la peau aux produits suivants. En appliquant un tonique, la peau est préparée à recevoir les produits de soin ultérieurs, tels que les sérums, les crèmes ou les huiles. Le tonique permet

d'optimiser l'absorption des actifs et de maximiser les bienfaits des produits appliqués par la suite.

- Rafraîchir et revitaliser la peau. L'application du tonique procure une sensation de fraîcheur et de revitalisation à la peau, aidant à réveiller l'éclat naturel du teint et à donner une sensation de bien-être.

En pratique, on utilise à cette étape un hydrolat, qui est obtenu par distillation d'une plante aromatique. En effet, lorsqu'une plante est distillée pour extraire son essence et en faire une huile essentielle, cela se fait par distillation à la vapeur d'eau. L'eau résultant de ce processus contient de nombreux actifs aux utilisations variées. Il ne s'agit pas simplement d'une eau parfumée aux plantes ou d'une infusion, c'est bien plus complexe que cela. L'hydrolat possède une composition biochimique plus élaborée grâce au processus de distillation.

Se tonifier aux hydrolats procure immédiatement une sensation de fraîcheur, mais ce n'est pas tout ! Les hydrolats sont de véritables sources d'hydratation. Ils sont capables de revitaliser et dynamiser la peau en profondeur. Grâce à leur composition riche en molécules, les hydrolats agissent comme de véritables élixirs d'hydratation et révèlent ainsi son éclat naturel. De plus, les hydrolats sont polyvalents, adaptés à tous les types de peau. Que vous ayez une peau sèche, grasse, mixte ou mature, il existe un hydrolat qui saura répondre à vos besoins spécifiques.

Comment utiliser l'hydrolat ?

Après avoir effectué le nettoyage du visage, appliquez abondamment l'hydrolat sur l'intégralité du visage. Retirez l'excès à l'aide d'une serviette ou d'un coton.

En complément, pour une action professionnelle, vous pouvez également vaporiser une infime quantité supplémentaire d'hydrolat et tapoter délicatement du bout des doigts le visage. Cette action stimulera la microcirculation du derme, potentialisant ainsi les bienfaits de l'hydrolat.

Quel hydrolat choisir ?

Pour les peaux normales :

Si votre peau ne présente pas d'imperfections ni de tiraillements, et ne rougit pas facilement, tous les hydrolats pourront vous convenir. Vous pouvez opter par exemple pour les hydrolats de cassis, géranium Bourbon, rose de Damas ou fleur d'oranger.

Pour les peaux mixtes :

Si votre zone T (menton, nez, front) a tendance à briller tandis que le reste du visage présente une peau normale ou parfois déshydratée et/ou sèche, avec éventuellement des petites imperfections, misez sur les hydrolats qui vont aider votre peau à trouver son équilibre. Les hydrolats aux propriétés équilibrantes, tonifiantes et astringentes sans être trop asséchantes seront idéaux : hamamélis, verveine ou fleur d'oranger.

Pour les peaux grasses :

Si votre peau brille tout au long de la journée, sur l'ensemble du visage, vous pouvez opter pour l'hydrolat de cèdre, de romarin à cinéole, de menthe poivrée ou de cyprès.

Pour les peaux sèches ou déshydratées :

Si votre peau a tendance à tirailler et/ou desquamer (peler), il vous faudra des hydrolats qui apaisent et rafraîchissent. Vous pouvez utiliser les hydrolats pour les peaux ternes et sensibles (voir ci-après).

Pour les peaux acnéiques et sujettes aux imperfections :

Pour prévenir l'apparition d'imperfections et purifier la peau, il est recommandé de choisir des hydrolats aux propriétés antibactériennes, purifiantes et apaisantes : romarin à verbénone, romarin à cinéole, sarriette ou thym à linalol.

Pour les peaux matures :

Optez pour les hydrolats de plantes régénérantes, renommées pour leur capacité à prévenir l'apparition des rides et à raffermir la peau : rose de Damas, ciste, immortelle, géranium Bourbon.

Pour les peaux sensibles et/ou sujettes à la couperose :

Afin de calmer la peau et d'apaiser les rougeurs, il est recommandé d'opter pour des hydrolats dotés de propriétés anti-inflammatoires et favorisant la microcirculation cutanée, afin de prévenir et d'atténuer tous types de sensibilité : fleur d'oranger, bleuet, ciste, immortelle ou camomille romaine.

Pour les peaux ternes :

Le stress, le tabac, la fatigue, le manque d'activité physique… sont des facteurs pouvant entraîner la perte de l'éclat naturel de la peau. Afin de dire adieu au teint terne et de redonner de la luminosité à la peau, il est conseillé de privilégier des hydrolats aux propriétés tonifiantes et clarifiantes : fleur d'oranger, citron, carotte sauvage ou menthe poivrée.

Appliquer un soin ciblé (sérum ou huile de beauté)

Le sérum se distingue des autres produits par sa texture légère et sa concentration élevée en actifs. Son but principal est d'offrir une action ciblée et d'agir en profondeur au sein de la peau. Grâce à sa formulation spécifique, il est capable de pénétrer plus profondément dans l'épiderme, atteignant ainsi les couches les plus actives de la peau. Cela lui confère une efficacité supérieure pour cibler des problèmes spécifiques tels que les rides, les taches pigmentaires, l'hydratation, l'éclat ou encore la sensibilité de la peau. Il complète la routine de soin quotidienne en apportant des bienfaits supplémentaires.

Le sérum peut être utilisé matin et soir, sur une peau nettoyée et tonifiée, avant l'application de la crème hydratante. Certains sérums peuvent s'appliquer seuls si vous ne sentez pas le besoin de rajouter une crème par-dessus. Par ailleurs, certaines marques de cosmétiques élaborent des sérums qui peuvent remplacer des crèmes de jour ou de nuit. C'est ainsi qu'il peut y avoir confusion entre le rôle premier d'un sérum ou d'une crème de soin.

En Beauté Vivante, les sérums pour la peau peuvent prendre la forme d'huiles végétales et d'huiles essentielles, offrant une approche naturelle pour prendre soin de votre peau. L'avantage d'utiliser des huiles végétales et essentielles en tant que sérums réside dans leur capacité à fournir des nutriments et des actifs essentiels à la peau.

Il est important de noter que les huiles végétales et les huiles essentielles doivent être utilisées avec précaution et diluées dans une huile porteuse appropriée avant d'être appliquées sur la peau. Il est également recommandé de faire un test cutané préalable pour s'assurer de ne pas avoir de réactions allergiques.

En choisissant des huiles végétales et essentielles de haute qualité, adaptées à votre type de peau et à vos besoins spécifiques, vous pouvez créer votre propre huile de beauté.

Il existe une multitude de combinaisons possibles pour imaginer des formules avec des matières vivantes telles que les huiles essentielles et végétales.

La touche finale : hydrater avec une crème et un contour des yeux

Le but premier d'une crème de soin pour le visage, qu'elle soit de jour ou de nuit, est de prendre soin de la peau.

Crème et sérum : quelle différence ?

Une crème est obtenue par l'émulsion d'ingrédients aqueux et lipidiques. L'émulsion est un processus où l'eau et l'huile sont mélangées de manière à former une texture homogène et stable. Pour obtenir cette texture, on utilise des émulsifiants, qui sont des ingrédients spécifiques capables de mélanger l'eau et l'huile. Les émulsifiants agissent en réduisant la tension superficielle entre les deux phases et en créant une liaison stable entre elles.

Une fois les ingrédients soigneusement sélectionnés et dosés, ils sont mélangés et chauffés pour favoriser la fusion des phases aqueuse et lipidique. Le mélange est ensuite refroidi et agité pour former la texture caractéristique d'une crème. La texture d'une crème peut varier en fonction de sa formulation spécifique et des ingrédients utilisés. Certaines crèmes peuvent avoir une texture plus légère, d'autres peuvent être plus riches et épaisses.

Une différence majeure entre une crème de soin pour le visage et un sérum réside dans leur texture et leur formulation. Les crèmes ont une texture plus fouettée et plus pénétrante (grâce à l'émulsion), et sont généralement composées d'émollients qui forment une barrière protectrice à la surface de la peau. Les sérums, en revanche, sont formulés avec une concentration plus élevée d'ingrédients actifs.

Les crèmes de soin pour le visage sont conçues pour offrir une hydratation à long terme à la peau. Elles sont polyvalentes et conviennent à une utilisation quotidienne, aidant à maintenir l'équilibre hydrique de la peau ainsi qu'à la protéger contre les agressions extérieures. L'utilisation d'une crème et d'un sérum peut être complémentaire dans une routine de soin, où la crème assure une hydratation globale et une protection, tandis que le sérum fournit des bienfaits ciblés et une action plus intensive.

En résumé :

	Crème de soin pour le visage	**Sérum**
Texture	Texture fouettée et pénétrante due à l'émulsion d'eau et d'huile. L'émulsion peut être légère ou épaisse.	Texture légère et fluide.
Formulation	Contient des émollients et d'autres ingrédients actifs.	Concentration plus élevée en ingrédients actifs.
Objectif	Hydratation à long terme, maintien de l'équilibre de la barrière cutanée. Une crème hydratante est une bonne base pour le maquillage. Protège la peau des agressions extérieures avec des ingrédients clés dont des filtres solaires ou des ingrédients antipollution.	Bienfaits ciblés et action intensive.
Utilisation	Convient à une utilisation quotidienne.	Peut être utilisé en complément d'une crème de soin, quotidiennement également.
Avantages	Hydrate, protège contre les agressions extérieures.	Cible des problèmes spécifiques, action plus concentrée.

Crème de jour et crème de nuit : quelle différence ?

Les crèmes de jour sont spécialement conçues pour être utilisées le matin, afin de protéger la peau des agressions extérieures telles que la pollution, les rayons UV du soleil et d'autres facteurs environnementaux. Elles ont souvent une formulation légère et contiennent des ingrédients qui aident à maintenir l'hydratation de la peau tout en offrant une base idéale pour le maquillage.

Les crèmes de nuit, quant à elles, sont destinées à être utilisées avant le coucher. Elles sont formulées pour aider à régénérer la peau pendant la nuit, lorsque celle-ci est en mode de réparation et de renouvellement cellulaire. Les crèmes de nuit sont souvent plus riches et contiennent des ingrédients nourrissants et réparateurs tels que des antioxydants, des peptides et des vitamines. Les crèmes de nuit peuvent également contenir des actifs puissants qui affinent les grains de peau afin que celle-ci soit lissée le matin. En raison de leur puissance, on les utilise en cure (1 à 3 mois) ainsi que la nuit, car il se peut que certains actifs soient photosensibilisants, comme le rétinol.

Puis-je appliquer ma crème de jour la nuit ? Oui et non.

Si votre crème de jour ne contient pas de filtres solaires, vous pouvez l'appliquer la nuit au coucher. Les crèmes à base de filtres solaires sont conçues pour protéger la peau des rayons UV nocifs du soleil. Elles contiennent des ingrédients spécifiques, tels que des filtres UV chimiques ou minéraux, qui agissent en formant une barrière physique ou en absorbant les rayons UV. Ces filtres solaires peuvent ne pas être adaptés à une utilisation nocturne. Pendant la nuit, la peau se régénère et se répare naturellement, et elle n'est pas exposée aux rayons du soleil. Par conséquent, l'utilisation d'une crème de nuit avec des filtres solaires n'est pas nécessaire et peut même avoir des effets indésirables. Certains filtres solaires peuvent obstruer les pores de la peau, ce qui peut entraîner des problèmes tels que l'apparition d'acné ou une sensation d'étouffement sur la peau. De plus, les filtres solaires peuvent avoir une consistance plus lourde ou grasse, ce qui peut être inconfortable pour une utilisation de nuit où l'on cherche souvent une texture plus légère et respirante.

Puis-je appliquer en journée ma crème de nuit ? Oui et non.

Certaines crèmes de nuit contiennent des ingrédients actifs, tels que les acides de fruits et le rétinol, qui sont très efficaces pour améliorer la texture de la peau, réduire les rides, éclaircir les taches et favoriser le renouvellement cellulaire. Cependant, ces ingrédients peuvent également rendre la peau plus sensible au soleil.

Les acides de fruits, comme l'acide glycolique ou l'acide lactique, exfolient doucement la couche supérieure de la peau, éliminant les cellules mortes et stimulant le renouvellement cellulaire. Cela peut rendre la peau plus sensible aux rayons UV et plus sujette aux coups de soleil. L'utilisation d'une crème contenant des acides de fruits pendant la journée sans une protection solaire adéquate peut donc augmenter le risque de dommages cutanés causés par le soleil, tels que des taches pigmentaires ou une sensibilité accrue.

De même, le rétinol est un ingrédient puissant utilisé dans de nombreuses crèmes de nuit pour stimuler le renouvellement cellulaire, réduire les rides et améliorer l'apparence générale de la peau. Cependant, le rétinol peut rendre la peau plus sensible aux rayons UV et augmenter le risque de réactions cutanées indésirables, telles que des irritations ou des brûlures, lorsqu'il est exposé au soleil. C'est pourquoi il est recommandé d'utiliser des crèmes contenant des acides de fruits ou du rétinol exclusivement la nuit, lorsque la peau n'est pas exposée au soleil.

Ce qu'il faut retenir :

- Les crèmes de jour sont utilisées le matin pour protéger la peau des agressions extérieures et maintenir son hydratation. Elles ont une formulation pénétrante et peuvent être employées comme base de maquillage.
- Les crèmes de nuit sont facultatives et utilisées avant le coucher pour aider à régénérer la peau pendant le sommeil. Elles peuvent être plus riches en ingrédients nourrissants et réparateurs.
- Les crèmes de jour ne doivent pas être appliquées la nuit si elles contiennent des filtres solaires, car ils ne sont pas adaptés à une utilisation nocturne.
- Les crèmes de nuit ne doivent pas être utilisées pendant la journée si elles comportent des ingrédients actifs tels que les acides de fruits ou le rétinol, car ils peuvent rendre la peau plus sensible au soleil.

Les produits pour le contour des yeux

Les cosmétiques destinés au soin des yeux sont d'une importance cruciale dans votre routine dès l'âge de 30 ans. En effet, la peau entourant les yeux est souvent la première à révéler les signes du vieillissement, car elle est dix fois plus fine que le reste de notre visage. Cette zone de la peau est particulièrement vulnérable à l'apparition de rides, de ridules et de poches.

En pratique, pour appliquer votre contour des yeux, tapotez délicatement la crème ou le sérum pour les yeux sur l'ensemble de la zone oculaire. Il ne faut pas mettre beaucoup de produit. Il suffit d'en appliquer ce que j'appelle la taille d'un « grain de riz ».

Privilégiez l'application des crèmes pour les yeux le matin plutôt que le soir, au moment de vous coucher. En effet, lorsque vous dormez en position allongée, certaines crèmes peuvent s'infiltrer légèrement dans l'œil, ce qui peut provoquer des yeux gonflés et accentuer l'apparence de fatigue au réveil. Appliquez votre crème pour les yeux juste avant de vous maquiller. Cela fera une énorme différence dans la manière dont votre maquillage se dépose sur la peau. Les ridules seront moins visibles et votre correcteur ne s'enfoncera pas dans les plis des yeux.

Réservez l'application de sérums ou de gels conçus pour les yeux à la fin de journée et privilégiez les crèmes plus épaisses le matin.

Pour optimiser vos soins des yeux, appliquez un produit spécifique anticernes ou antipoches la nuit, et un contour hydratant plutôt le jour. Ainsi, vous obtiendrez de meilleurs résultats afin de prévenir les imperfections autour des yeux.

Trois variantes du rituel du soir

Le double nettoyage dans la routine quotidienne est selon moi, du moins lorsqu'on est maquillé(e), le meilleur moyen d'ôter l'entièreté du maquillage et des impuretés incrustés dans la peau. Cependant, il est tout à fait possible que le double nettoyage ne convienne pas à tout le monde, tant aux peaux sensibles qu'aux personnes adeptes d'une routine minimaliste.

La routine pour les peaux très sensibles

Sur une peau très fragile, trop de produits nettoyants ou démaquillants peuvent accentuer les effets de tiraillement ainsi que les rougeurs. En effet, ces produits moussants, même le moins agressifs possible, peuvent quand même irriter les peaux les plus fragiles. C'est pourquoi je vous propose une routine très simple pour les peaux irritées et très sensibles.

- Lavez-vous la peau avec une huile démaquillante douce qui s'émulsionne en lait au contact de l'eau. Elle fera office de démaquillant ainsi que de nettoyant doux.
- Tonifiez votre visage avec un hydrolat conseillé pour les peaux abîmées ou irritées, tel que l'hamamélis, la fleur d'oranger, le bleuet ou la camomille romaine.
- Hydratez-vous avec un soin sans parfum qui vous convient.

La routine minimaliste (pour les amateurs du zéro déchet ou presque)

Cette routine sera adaptée aux personnes qui souhaitent avoir le moins de produits possible dans leur salle de bains.

- Démaquillez-vous avec une huile végétale brute bio comme l'amande douce ou le jojoba.
- Ôtez toute l'huile avec un gant de toilette humide et tiède.
- Tonifiez la peau avec un hydrolat au choix.
- Appliquez un soin hydratant et nourrissant tel qu'un oléogel (voir p. 67).

Dans cette routine, aucune étape n'est « nettoyante » à proprement parler. L'huile végétale pure démaquille, mais ne lave pas le visage des impuretés telles que la poussière et la pollution. L'huile dissout uniquement le maquillage. C'est pour cela que je recommande l'utilisation d'un gant de toilette afin de pouvoir réaliser une friction et d'enlever l'excès d'huile végétale mélangée au maquillage et aux impuretés.

Si vous souhaitez nettoyer réellement votre peau de manière minimaliste, je conseille l'utilisation de l'argile blanche (voir p. 150).

La routine « *Less is more* »

Vous réagissez à tous les cosmétiques, même aux produits naturels ? Vous souffrez d'acné, d'eczéma ou de rosacée ? Votre peau a besoin de repos. Faites une pause et consultez un(e) dermatologue. Demandez plusieurs avis à différents dermatologues si vous ne vous sentez pas écouté(e). Un(e) dermatologue est à l'écoute, analyse et examine votre peau lorsque celle-ci ne semble plus guérir.

Il est inutile de changer votre routine mille fois ou d'appliquer des produits prétendument miraculeux ! Ce que je recommande à mes client(e)s, c'est d'utiliser uniquement de l'eau thermale sur leur visage pour se rafraîchir et se nettoyer lorsque rien d'autre ne fonctionne. Même l'application d'une crème de jour n'est pas conseillée si la peau ne réagit plus à aucun traitement. *Less is more.*

Ma routine gommage ou masque, une fois par semaine

Les gommages et masques se réalisent au maximum une fois par semaine. Ils sont censés vous apporter un moment de détente. Ils sont considérés comme des compléments de soin pour préserver et entretenir plus intensément votre peau.

Les gommages

Dans le domaine de la cosmétique, un gommage est une technique qui consiste à exfolier délicatement la peau pour éliminer les cellules mortes, les impuretés et les toxines qui peuvent s'accumuler à sa surface. Il permet ainsi de révéler une peau plus lisse, plus lumineuse et plus douce.

Il existe différents types de gommages, chacun adapté à des besoins et des types de peau particuliers. Il est important de choisir le gommage adapté à votre type de peau et à vos besoins spécifiques. N'oubliez pas de suivre les instructions d'utilisation, d'éviter les zones sensibles comme le contour des yeux, et d'hydrater votre peau après le gommage pour maintenir son équilibre et sa douceur.

- **Le gommage mécanique.** C'est le type de gommage le plus courant. Il utilise des particules granuleuses, telles que des grains, des microbilles ou des cristaux, qui sont frottées doucement sur la peau pour éliminer les impuretés. Ce type de gommage est idéal pour les peaux normales à mixtes.
- **Le gommage enzymatique.** Il utilise des enzymes naturelles, telles que la bromélaïne (issue de l'ananas) ou la papaïne (issue de la papaye), pour dissoudre les cellules mortes de

la peau. Il convient particulièrement aux peaux sensibles et réactives, car il est moins abrasif.

- **Le gommage chimique.** Il utilise des acides doux, tels que l'acide glycolique, l'acide salicylique ou l'acide lactique, pour exfolier la peau en dissolvant les cellules mortes. Les gommages chimiques sont efficaces pour améliorer la texture de la peau, réduire les taches pigmentaires et stimuler le renouvellement cellulaire. Ils conviennent généralement aux peaux matures et sujettes à l'acné.

Je déconseille fortement les gommages à grain (sucre, ou autres gros grains) pour les peaux acnéiques ou les peaux qui ont tendance à faire des boutons. Privilégiez dans ce cas les gommages enzymatiques et les argiles.

Les masques

Les masques visage sont des produits de soin de la peau très appréciés en cosmétique. On les utilise en complément d'un gommage. En effet, après un gommage, la peau sera mieux préparée à recevoir le masque.

Que ce soit pour l'hydrater, la purifier, l'illuminer ou la revitaliser, il existe une variété de masques adaptés à chaque besoin et type de peau. Pour confectionner vos masques maison, rendez-vous dans les recettes (p. 147) et les routines en fonction des saisons (p. 110).

Ma routine massage du visage

Les bienfaits du massage du visage sont nombreux et vont au-delà de la simple détente :

- **Amélioration de la circulation sanguine.** Plus d'oxygène et de nutriments parviennent aux cellules de la peau, ce qui peut aider à maintenir une peau en meilleure santé et à favoriser une lueur naturelle.
- **Stimulation du collagène,** qui est une protéine essentielle pour la fermeté et l'élasticité de la peau. Cela peut aider à réduire l'apparence des rides et à maintenir une peau plus ferme.
- **Réduction de la tension musculaire.** Le visage contient de nombreux muscles qui peuvent devenir tendus en raison du stress, de l'anxiété ou de la fatigue. Le massage facial peut détendre ces muscles, ce qui peut contribuer à réduire les tensions et les inconforts.
- **Relaxation mentale.** Les mouvements lents et doux associés à la sensation apaisante du toucher peuvent calmer l'esprit et réduire le stress.
- **Éclat de la peau.** En améliorant la circulation sanguine, en éliminant les toxines et en stimulant la régénération cellulaire, le massage facial peut contribuer à redonner à la peau de l'éclat.

Voici trois exercices de massage facial simples et universels que vous pouvez essayer.

Le massage du front

- Placez vos doigts au milieu de votre front.
- Effectuez des mouvements circulaires doux en suivant le contour de votre front.

- Répétez ce geste en vous déplaçant lentement vers les tempes.
- Effectuez ce massage pendant quelques minutes pour détendre les muscles du front.

Le massage des joues

- Utilisez les doigts de chaque main pour masser une joue à la fois.
- Commencez par le nez et effectuez des mouvements circulaires vers l'extérieur en direction des oreilles.
- Répétez ce geste plusieurs fois pour stimuler la circulation et détendre les muscles des joues.

Le massage du cou

- Asseyez-vous confortablement et gardez le dos droit.
- Placez vos mains de chaque côté de votre cou, sous la mâchoire.
- Faites glisser doucement vos mains vers le bas du cou en suivant la courbe naturelle de votre cou.
- Appliquez une légère pression à mesure que vous descendez, en utilisant vos doigts et la paume de vos mains pour masser en mouvements lents et réguliers.
- Continuez à descendre jusqu'à ce que vos mains atteignent vos clavicules.
- Pour un effet relaxant supplémentaire, vous pouvez incliner légèrement votre tête vers l'arrière pendant le massage pour étirer doucement les muscles du cou.
- Répétez ce mouvement de massage pendant quelques minutes, en prenant le temps de respirer profondément et de relâcher toute la tension accumulée.

L'ASTUCE EN +

Masser le cou est important, car il est étroitement lié à la peau du visage. Les muscles tendus du cou peuvent se traduire par des rides, des plis et des problèmes de posture qui influencent l'apparence de la peau du visage.

« LE FACE-ROLLER : LE SECRET D'UNE PEAU ÉCLATANTE »

Mayia Alleaume, fondatrice de Sentara Holistic, experte en beauté énergétique et sonothérapie

« L'automassage du visage favorise la stimulation des muscles et produit une lumière instantanée. Se masser le visage régulièrement apporte éclat et régénération cutanée. Vous pouvez utiliser pour cela plusieurs outils. Les face-rollers agissent sur la qualité de la peau et sur son éclat. Les mouvements du roller apportent fraîcheur et apaisement et stimulent la lymphe. Il aide à redonner de l'éclat et de la souplesse à votre épiderme.

J'adore utiliser le roller pour le visage, une à deux fois par jour, sur une peau propre et bien hydratée. J'applique en même temps une huile (rosier musqué, jojoba, argan ou amande douce) ou une crème hydratante, apaisante ou nourrissante. Le soin permet de faciliter les mouvements du roller. J'ai une véritable affinité avec le quartz rose, la pierre de l'amour et de la beauté. Elle diffuse une énergie apaisante, rassurante, et encourage les sentiments de compassion et de tendresse pour soi et pour les autres. Je l'utilise lorsque je souhaite retrouver émotionnellement un état d'harmonie et dynamiser l'éclat de mon visage. C'est un vrai moment de bien-être.

En pratique, 2 minutes de rituel quotidien d'automassage permettent de s'accorder bienveillance et douceur.

- Faites glisser avec légèreté l'embout le plus large du roller, en commençant par le cou et en exerçant quelques pressions sur les ganglions maxillaires, puis faites rouler le roller vers les clavicules. Cela permet d'évacuer les fluides et toxines stagnants et de faire circuler la lymphe pour débuter le massage.
- Faites des mouvements de l'intérieur vers l'extérieur du visage, en commençant par le bas du visage et en allant vers le haut. On s'occupe tout d'abord de l'ovale du visage, avec 3 passages sur chaque zone du visage minimum. Puis faites des passages sur la joue, la pommette, l'arcade du sourcil. Pour le front, insistez sur la zone entre les deux sourcils pour bien détendre la ride du lion, puis roulez du milieu vers le haut du front. Pour le dernier passage, faites rouler le roller en descendant le long de l'extérieur du visage jusqu'au cou, vers la naissance des clavicules. Cela permettra d'effectuer un drainage final.
- Retournez le roller pour utiliser l'embout plus fin. Il servira à travailler le contour de l'œil. Faites-le rouler de l'intérieur vers l'extérieur en dessous de l'œil, puis également de l'intérieur vers l'extérieur au-dessus, afin de relever le sourcil pour un regard plus illuminé.

Le conseil en + : il faut laver ses outils après chaque utilisation à l'eau douce (eau du robinet) et au savon, et bien les sécher. Vous pouvez aussi lorsque vous en sentez le besoin les nettoyer énergiquement avec la fumée de la sauge sacrée ou du bois de palo santo plusieurs fois par mois, et les exposer aux rayons de la pleine lune afin de les recharger de bonnes ondes.

Mes routines beauté au rythme des saisons

Votre peau peut rencontrer des défis lors des changements de saison, et c'est tout à fait normal. En tant que barrière principale entre votre corps et l'environnement extérieur, elle est exposée aux variations d'humidité, d'ensoleillement et de température, ce qui peut parfois être exigeant, en fonction de son état à la fin de la saison précédente.

Chaque saison requiert une adaptation de votre peau pour une protection optimale. Elle peut s'épaissir, activer la production de mélanine et de sébum, entre autres ajustements. De plus, le fonctionnement global de notre organisme varie avec les saisons, ce qui a un impact sur la peau. Par exemple, notre taux de vitamine D, essentiel pour le renouvellement cellulaire cutané, est lié à l'exposition au soleil. Les hormones telles que la testostérone, qui affecte la production de sébum, le cortisol qui influe sur l'acide hyaluronique, l'élastine et le collagène, fluctuent également en fonction des saisons.

Heureusement, notre peau est remarquablement adaptable. Mais elle apprécie un peu d'aide pour rester en bonne santé, rayonnante et confortable. Je vous propose de prendre conscience des changements de saison qui s'opèrent autour de vous, mais également en vous.

En Beauté Vivante, la base d'une routine de peau ne change pas. Démaquiller, nettoyer, tonifier, hydrater/nourrir. Les besoins essentiels de la peau sont constants. Néanmoins, il y a quelques ajustements à réaliser selon les saisons si vous sentez que la peau n'est plus confortable.

PRENDRE SOIN DE SA PEAU LORS DES TRANSITIONS SAISONNIÈRES : MES CONSEILS ESSENTIELS

- Les saisons ne sont pas les mêmes pour tout le monde, et il est possible de ne pas vivre de la même manière les changements de saison. Dans ce cas, voici ce que je vous conseille : si vous avez une peau à tendance mixte à grasse, essayez les routines de printemps et/ou d'été. Si vous avez un peau à tendance normale ou sèche, essayez les routines d'automne et/ou d'hiver.
- Il existe des produits cosmétiques spécialement conçus pour prendre soin de votre peau lors des changements de saison, en lui fournissant des ingrédients ciblés sans que vous ayez à abandonner vos produits préférés. Vous pouvez opter pour les huiles/sérums visage faits maison (voir p. 82 et 94) et/ou les sérums prêts à l'emploi créés par des marques de cosmétiques bios, qui vous permettent d'enrichir occasionnellement votre routine en fonction des besoins de votre peau. Les masques visage (voir p. 105, 157 et 162) sont à utiliser une à deux fois par semaine. N'oubliez pas que lorsqu'on purifie sa peau, il faut penser à l'équilibrer et à l'hydrater par la suite.
- Les facteurs tels que votre état de santé, le stress, les fluctuations hormonales, votre mode de vie, et bien sûr, votre type de peau, jouent un rôle majeur. Les saisons ne sont qu'un élément parmi d'autres à prendre en considération. Le calendrier ne dicte pas seul comment prendre soin de votre peau.
- Ne misez pas tout sur les produits cosmétiques. Les nutriments que vous apportez à votre corps par le biais de votre alimentation sont tout aussi cruciaux pour prendre soin de votre peau pendant les changements de saison. Même les meilleurs produits cosmétiques naturels auront du mal à compenser les effets d'un mode de vie déséquilibré.

En résumé, en adaptant légèrement votre routine de soin, en écoutant les besoins de votre peau et en veillant à avoir une alimentation équilibrée, vous pouvez aider votre peau à rester radieuse et en bonne santé tout au long de l'année, quel que soit le changement de saison.

L'été : profiter et protéger

C'est le moment de préparer votre peau à faire face aux effets du soleil et de la chaleur.

La chaleur pendant l'été peut provoquer une production accrue de sébum et de transpiration sur le visage, ce qui peut rendre la peau plus brillante et grasse à certains endroits. De plus, les pores peuvent sembler plus visibles en raison de la dilatation de la peau due à la chaleur. Des impuretés telles que la pollution, la poussière et le maquillage peuvent obstruer les pores, entraînant l'apparition de points noirs et de boutons. Vous pouvez également ressentir une sensation de peau collante.

Cependant, l'été active la mélanine pour nous protéger des rayons du soleil, ce qui peut donner l'impression que le teint est légèrement plus mat. Ce processus contribue également au bronzage, qui est en réalité une protection naturelle de la peau contre les rayons UV.

La bonne nouvelle, c'est que les rayons du soleil ont un effet positif sur notre moral, et la lumière du jour peut nous mettre de bonne humeur. Pendant cette saison, nous nous habillons plus légèrement, sans les couches épaisses de vêtements, ce qui nous permet souvent de nous sentir légers et enjoués.

Les ajustements à faire dans sa routine beauté du quotidien

- La peau, qui aura transpiré toute la journée, devra être impérativement nettoyée avant de dormir. Lavez-vous avec ma pâte à l'argile blanche pendant quelques jours. Vous pouvez également opter pour un savon solide, mousse ou gel spécial visage prêt à l'emploi.

- Les hydrolats de romarin à verbénone, laurier, menthe poivrée sont idéaux en été. De véritables alliés oxygénants et antipollution ! Tonifiez votre visage avec ces hydrolats.
- Lorsque la chaleur s'installe, il est agréable d'opter pour des produits de soin pour le visage et le corps qui ont une texture plus légère. Si votre peau a tendance à être plus grasse en été et à faire des boutons de chaleur, hydratez-vous le visage avec un oléogel (p. 67) ou des soins prêts à l'emploi portant la mention « hydratation légère », « fluide » ou « fluide matifiant ».
- En été, pour les cosmétiques faits maison ou les huiles démaquillantes, choisissez plutôt des huiles végétales légères non comédogènes telles que l'huile de noisette, de jojoba, de chanvre ou de pépins de framboise.
- Si vous vous êtes exposé(e) au soleil et que vous voulez conserver votre teint mat et le protéger des dommages causés par le soleil, appliquez un après-solaire fait maison, par exemple : 2 à 3 gouttes d'huile végétale d'argousier ou de macérât huileux de carotte mélangées à l'équivalent d'une noisette de gel d'aloe vera. Chauffez le mélange dans vos mains et appliquez-le directement sur une peau propre.
- N'oubliez pas de miser sur les crèmes de jour qui possèdent un filtre solaire.

Mes rituels peau d'été

Glaçons floraux

Voici un soin délicieusement rafraîchissant pour votre peau. Non seulement l'effet glaçon resserre les pores, mais il a également un impact sur la microcirculation du visage, ce qui préserve la santé et l'éclat de votre peau. De plus, vous pouvez personnaliser les actions des glaçons en choisissant des principes actifs adaptés à vos besoins.

La première étape consiste à préparer une infusion de plantes comme si vous prépariez un thé ou une tisane. Veillez à infuser plus longtemps pour obtenir une préparation concentrée (idéalement toute la nuit à couvert). Préparez ensuite vos glaçons, que vous ferez prendre au congélateur 2 heures.

Pour un effet détoxifiant et anti-imperfections, choisissez des plantes telles que le thym, le romarin, la bardane et la sauge. Pour un effet apaisant, optez pour les fleurs de camomille, de mauve et de calendula.

Avant d'appliquer le glaçon sur votre peau, enveloppez-le dans un tissu fin en coton pour en faire un pochon glacé. Ensuite, effectuez des mouvements circulaires sur votre peau avec ce pochon. Ne restez jamais longtemps sur une partie de la peau avec le glaçon, au risque de ressentir une sensation de froid brûlant, ce qui pourrait provoquer des rougeurs. Réalisez cette opération au-dessus d'une serviette ou d'un évier, car le glaçon fond rapidement au contact de la chaleur de la peau. Pour finir, vaporisez un hydrolat, séchez votre visage et appliquez votre soin hydratant. Vous pouvez réaliser ce rituel quand vous voulez !

Yaourt frais pour la peau

Le secret pour conserver son bronzage réside dans une peau saine et bien hydratée. Sachez que dans votre réfrigérateur, vous avez un véritable allié pour votre peau : le yaourt ! Non seulement il contient de l'acide lactique, ce qui procure un effet peeling en éliminant les cellules mortes, mais il apporte également une hydratation intense à la peau. Tous les types de peau peuvent en bénéficier.

La base est la même : appliquez en couche épaisse sur votre peau du yaourt ou du fromage blanc et laissez poser pendant 15 minutes. Vous pouvez ajouter à votre yaourt un peu de miel liquide bio pour un effet coup d'éclat et apaisant, ou 1 cuillère à café de spiruline pour un soin reminéralisant, ou encore ½ cuillère de poudre de moringa pour un effet purifiant. Avant d'appliquer, veillez à bien mélanger le tout afin d'obtenir un mélange homogène. Ce soin est à faire entre une à deux fois par semaine maximum.

Coco-framboise pour le corps

Célébrez votre corps avec ces ingrédients chaleureux. Mélangez 1 à 2 grosses cuillères à café d'huile de coco avec 10 gouttes d'huile végétale de framboise et nourrissez la peau de votre corps. Idéal comme après-soleil ou simplement comme soin très nourrissant.

Vous pouvez également essayer **mon masque visage à l'orange et à l'amande** (p. 157) ! Un délice pour l'été.

Les huiles essentielles fruitées pour la maison

Continuons à faire entrer l'énergie de l'été dans la maison en diffusant des huiles essentielles qui évoquent les jardins ensoleillés du Sud. Voici ma synergie pour un « été serein ». Ajoutez quelques gouttes de ces huiles essentielles dans un diffuseur conçu pour les huiles essentielles :

- Bergamote, *Citrus aurantium* : pour rayonner de joie et de lumière.
- Petit grain bigarade, *Citrus aurantium var. amara* : apaise les esprits et cicatrise les plaies émotionnelles.

- Lavande fine, *Lavandula angustifolia* : apporte sagesse et maturité.

Beauty food

Le soleil peut être un peu rude pour la peau en été, qui est davantage exposée aux rayons UV. Pour aider notre peau à se protéger naturellement, nous pouvons adopter une alimentation riche en superaliments.

- **Les carottes :** riches en bêtacarotène, elles aident à renforcer la protection de la peau contre les rayons UV.
- **Les épinards :** ils contiennent de la lutéine, qui contribue à protéger les cellules de la peau contre les dommages causés par le soleil.
- **Les tomates :** riches en lycopène, elles ont des propriétés anti-UV.
- **Les myrtilles :** elles regorgent d'antioxydants qui aident à lutter contre les effets néfastes du soleil sur la peau.
- **Les noix et les graines :** elles fournissent des acides gras oméga-3, qui ont des propriétés anti-inflammatoires bénéfiques pour la peau.

MON YAOURT « SUN-KISSED »

Ingrédients :

- 1 tasse de yaourt à la vanille (ou de yaourt grec)
- ½ tasse de myrtilles fraîches
- ½ tasse de framboises fraîches
- 1 cuillère à soupe de graines de chia (riches en oméga-3 et en antioxydants)
- 1 cuillère à soupe de graines de lin moulues (excellentes pour la peau grâce à leurs acides gras oméga-3)
- 1 cuillère à soupe de noix de coco râpée (riche en fibres et en nutriments)
- 1 cuillère à soupe de graines de chanvre (source de protéines et d'acides gras essentiels)
- Miel ou sirop d'érable pour sucrer (facultatif)

Instructions :

Dans un bol, versez le yaourt à la vanille. Répartissez uniformément les myrtilles et les framboises.

Saupoudrez avec les graines de chia et de lin, la noix de coco râpée et les graines de chanvre.

Si vous souhaitez ajouter un peu de douceur, vous pouvez verser un peu de miel ou de sirop d'érable sur le dessus.

Dégustez votre yaourt aux fruits et superaliments pour une peau éclatante. Une délicieuse façon de prendre soin de votre peau tout en vous régalant avec des superaliments riches en nutriments, spécialement sélectionnés pour leurs bienfaits pour la peau en été.

L'automne : préparer et renforcer

L'automne est une période de transition entre la chaleur estivale et la froideur hivernale. Cette saison apporte des changements subtils dans le corps et sur la peau en raison des variations de température, d'humidité et de lumière.

À mesure que les températures baissent et que l'air devient plus sec, la peau a tendance à perdre de l'humidité. Cela peut entraîner une peau plus sèche et parfois des sensations de tiraillement. Il est donc important d'ajuster votre routine de soin de la peau en utilisant des produits plus hydratants. En automne, le bronzage de l'été s'estompe.

Les ajustements à faire dans sa routine beauté du quotidien

En début de saison, il se peut que vous ne ressentiez pas de différence, c'est pourquoi il est conseillé de continuer avec votre routine habituelle. Cependant, si vous commencez à ressentir une sensation de tiraillement ou d'inconfort à la fin de l'été ou au début de l'automne en raison de la déshydratation ou de la sécheresse de votre peau, voici quelques astuces à suivre :

- Dans le domaine de la cosmétique maison (comme les huiles de beauté, les démaquillants ou les crèmes maison), privilégiez les huiles végétales telles que le macérât huileux de calendula, d'avocat ou d'argan, car elles sont parfaites pour apaiser la peau.
- Lors du nettoyage de votre peau, optez pour un savon plus riche en huile (surgras) ou utilisez des mousses et des laits nettoyants doux pour la peau.

- Intégrez des sérums à base d'acide hyaluronique avant d'appliquer votre crème.
- Si vous avez besoin d'une hydratation plus intense, passez des « fluides » aux « crèmes ». Cependant, si vous avez une peau qui a tendance à briller beaucoup, continuez avec un fluide.

Mes rituels peau et cheveux d'automne

Optez pour des soins unifiants afin d'équilibrer la peau, qui traverse une période de transition entre la chaleur et la lumière de l'été et le froid ainsi que l'obscurité de l'hiver à venir.

Peeling au curcuma

Dans un récipient, mélangez les ingrédients dans l'ordre suivant : 3 cuillères à café de farine de riz (environ 8 grammes), une petite pincée de curcuma (environ 0,38 gramme), et 4 cuillères à café de lait végétal (environ 10 millilitres). Une fois que vous avez obtenu une pâte liquide mais ferme, ajoutez une petite cuillère d'huile végétale de noyaux d'abricot (environ 3 millilitres).

Le curcuma est un actif naturel doté de propriétés anti-inflammatoires et antioxydantes. Il permet de conserver un teint éclatant et d'unifier le teint. La farine de riz est matifiante et exfoliante, idéale pour unifier le teint, tandis que l'huile d'abricot apporte un équilibre nutritif au masque.

Le curcuma et la farine de riz agiront comme un peeling, en absorbant et en éliminant les irrégularités du teint, telles qu'un teint terne, une peau rugueuse ou des imperfections, tandis que l'huile végétale d'abricot apportera douceur et conservera l'hydratation.

Appliquez ce masque du bout des doigts en effectuant des mouvements circulaires sur le visage et le cou. Laissez agir pendant 5 à 10 minutes, puis rincez abondamment à l'eau claire, en utilisant un gant de toilette si nécessaire. Ensuite, vaporisez un hydrolat pour tonifier et hydrater généreusement votre peau. Ce soin ne doit pas être fait plus d'une fois par semaine.

À NOTER !

Ce masque n'est pas adapté aux peaux fortement acnéiques ou enflammées, car la farine de riz peut être trop abrasive en la rinçant. Vous pouvez la remplacer par du yaourt.
Respectez les proportions de poudre de curcuma ! Ne vous inquiétez pas, avec cette quantité, vous ne finirez pas par ressembler à un personnage des Simpson. Rincez soigneusement votre visage et lavez-vous les mains immédiatement après. Ce soin ne se conserve pas. C'est un soin à la minute.

N'hésitez pas, en automne, à essayer également mon masque à l'argile rouge, adapté à tous les types de peau (voir p. 162).

Bain d'huile revitalisant pour les cheveux

L'automne apporte une série de changements, qui touchent aussi les cheveux. À mesure que les températures baissent et que l'humidité augmente, il est tout à fait normal de constater une chute de cheveux saisonnière. Ces changements sont temporaires et normaux. En prenant soin de vos cheveux, vous pouvez les traverser avec confiance.

Pour cela, vous pouvez opter pour un bain d'huile fortifiant. L'huile de nigelle et le macérât huileux de vanille sont d'excellents choix pour cette période de l'année. Le dosage dépendra principalement de la masse de cheveux. La règle d'or à retenir : NE PAS SATURER VOS CHEVEUX D'HUILE. Bien que le terme « bain » puisse prêter à confusion, il n'est pas conseillé d'en utiliser une quantité excessive. En réalité, cela pourrait entraîner un aspect terne et étouffer vos cheveux. De plus, cela compliquerait davantage le processus de lavage ultérieur de vos cheveux.

Dans un bol en verre ou en plastique, mélangez 1 cuillère à soupe d'huile de nigelle et 1 cuillère à soupe de macérât huileux de vanille.

Appliquez délicatement le mélange d'huiles sur vos cheveux, qu'ils soient secs ou légèrement humides (le débat sur l'état des cheveux au moment de l'application reste ouvert, personnellement, en tant que personne aux cheveux frisés, je préfère l'appliquer sur cheveux légèrement humides). Concentrez-vous particulièrement sur les pointes et les zones les plus sèches. Utilisez vos doigts pour peigner vos cheveux et masser doucement le cuir chevelu. Le massage stimulera la croissance.

Laissez le bain d'huile agir pendant au moins 30 minutes, voire toute la nuit si vous le souhaitez. Vous pouvez envelopper vos cheveux dans un tissu en coton pour maintenir l'humidité et la chaleur.

Lavez soigneusement le bain d'huile. Pour cela, appliquez directement le premier shampooing doux sur les cheveux huileux sans les mouiller au préalable. Rincez, puis procédez au deuxième shampooing. Concentrez davantage le lavage sur les racines plutôt que sur les pointes. Évitez d'être trop agressif, car l'objectif n'est pas de décaper les cheveux pour éliminer les huiles. C'est une erreur courante que beaucoup de personnes commettent en voulant s'assurer que toutes les huiles sont éliminées. Si vous n'avez pas utilisé une grande quantité d'huile, ne vous inquiétez pas, elle partira facilement avec deux shampooings doux.

Les huiles essentielles pour la maison

L'automne, c'est une période de transition où nous devons accepter de quitter la chaleur et la lumière de l'été pour embrasser l'hiver avec ses journées plus courtes et son froid plus mordant. C'est une saison où la luminosité diminue, mais c'est aussi le moment idéal pour se préparer à affronter l'hiver qui approche.

Grâce à des rituels utilisant des huiles essentielles, nous pouvons faciliter cette transition vers la saison hivernale. Les huiles essentielles, avec leurs arômes réconfortants et leurs propriétés apaisantes, peuvent être nos alliées pour nous aider à nous ancrer dans le présent et à nous préparer mentalement et physiquement à l'hiver à venir. Elles peuvent créer un cocon de bien-être et de sérénité pour nous accompagner tout au long de cette période de changement.

Que ce soit en pratiquant l'aromathérapie, en méditant avec des huiles essentielles apaisantes, ou en créant des rituels d'auto-soin avec des parfums réconfortants, les huiles essentielles peuvent être un moyen puissant de se reconnecter à soi-même et de se préparer à affronter l'hiver avec sérénité.

Purifiez et assainissez votre espace de vie avec les huiles essentielles suivantes :

- Huile essentielle de ravintsara, *Cinnamomum camphora* : stimule l'immunité et aide à surmonter la fatigue nerveuse et physique ainsi que la déprime.

- Huile essentielle de tea tree, *Melaleuca alternifolia* : exceptionnelle action antibactérienne.
- Huile essentielle d'eucalyptus radié, *Eucalyptus radiata* : un actif de choix pour soulager les affections respiratoires.

Diffusez ces huiles essentielles dans votre appareil conçu pour les huiles essentielles. Lisez attentivement la notice pour diffuser les huiles essentielles en toute sécurité.

Je vous ai concocté un parfum solide pour vos séances de méditation aux huiles essentielles pour l'automne ! Rendez-vous sur la page de la recette (voir p. 161) et appréciez les joies automnales avec mon baume aromatique.

Beauty food

Voici quelques exemples d'aliments de saison qui peuvent contribuer à un équilibre du corps.

- **Les courges d'automne** : elles sont riches en bêtacarotène, un antioxydant qui est également converti en vitamine A dans le corps, ce qui est essentiel pour une peau saine.
- **Les pommes** : elles sont source de vitamine C, qui favorise la production de collagène, une protéine importante pour la fermeté de la peau. De plus, elles contiennent des fibres qui peuvent aider à maintenir une digestion saine, ce qui est lié à une peau éclatante.
- **Les noix,** en particulier les noix de Grenoble, sont riches en acides gras oméga-3. Ces acides gras aident à maintenir l'hydratation de la peau et à prévenir la sécheresse cutanée. De plus, elles sont une source de vitamine E, un antioxydant qui protège la peau.

- **Les fanes de betteraves** : incorporez-les dans vos soupes, car elles sont une excellente source de calcium, vitamine A, fer, magnésium et potassium !

L'hiver : nourrir et chérir

Avec le froid qui s'installe, notre corps priorise l'approvisionnement en sang vers nos organes vitaux, laissant notre peau au second plan. En même temps, la lumière du soleil se fait de plus en plus rare. Cette combinaison de facteurs ralentit le processus de renouvellement cellulaire, permettant aux cellules mortes de s'accrocher plus longtemps. Le résultat se traduit par un teint terne et une perte de souplesse cutanée. De plus, la production de sébum diminue, ce qui compromet la protection naturelle de la peau. Cela peut provoquer des sensations de tiraillement et d'irritation cutanée.

Les ajustements à faire dans sa routine au quotidien

- Nettoyez votre peau en utilisant une huile ou un lait qui, au contact de l'eau, se transforme en un lait nettoyant doux pour la peau. Même s'il est étiqueté comme un démaquillant sur l'emballage, vous pouvez le considérer comme un produit nettoyant, car il s'émulsionne avec de l'eau, ce qui en fait une étape de nettoyage. Cela sera moins irritant pour la peau en hiver.

- L'épiderme, la couche externe de votre peau, a besoin de davantage d'acides gras bénéfiques et d'éléments apaisants pour lutter contre les rougeurs et les agressions cutanées. Choisissez des huiles végétales comme la rose musquée, l'amande douce, ou utilisez du beurre de karité dans vos produits de soin maison.

- Si votre peau a tendance à peler et à devenir sèche en hiver, renforcez son film hydrolipidique en optant pour des crèmes ayant une texture plus riche. Privilégiez les produits portant l'appellation « crème riche » et « nourrissante » sur leur packaging.
- Prévenez la déshydratation de votre peau en évitant l'utilisation excessive de chauffage et les bains ou douches prolongés à température élevée.

Mes rituels peau d'hiver

Masque visage réconfortant au beurre de karité et à la prune

Pour un soin à la minute, versez dans un récipient ½ cuillère à café de beurre de karité, 1 cuillère à café d'huile végétale de noyaux de prune, et 1 cuillère à café de gel d'aloe vera. À l'aide d'une fourchette ou d'une spatule, fouettez ce mélange jusqu'à obtenir une consistance liquide et homogène, sans grumeaux.

Appliquez ce masque hydratant et nourrissant sur une peau propre. Laissez agir pendant 15 minutes, puis retirez l'excès à l'aide d'un gant de toilette humide et tiède. Ensuite, utilisez un hydrolat et appliquez une crème hydratante.

Ce masque, adapté à tous les types de peau, a pour objectif de rétablir et de renforcer la barrière hydrolipidique de la peau, tout en la maintenant hydratée grâce au gel d'aloe vera. Il s'agit d'un authentique soin cocooning, parfait pour la saison hivernale. Vous pouvez faire ce soin une fois par semaine.

Si votre peau pèle ou est très sèche, vous pouvez ajouter une petite quantité d'huile de coco ou d'huile de bourrache. Cependant, notez que ces huiles ne conviennent pas aux peaux grasses et acnéiques.

Gommage « mocaccino »

L'alliance du café et du chocolat dans une délicieuse boisson appelée « mocaccino » est à la fois chaleureuse et réconfortante, une véritable nécessité en hiver. Voici ma recette exquise pour un gommage corporel et facial au café et au cacao.

Dans un récipient, versez 3 généreuses cuillères à soupe de marc de café, 3 cuillères à soupe d'huile de sésame ou d'amande douce, et 2 cuillères à café de poudre de cacao cru. Mélangez tous les ingrédients.

Sous la douche, exfoliez énergiquement votre corps en effectuant des mouvements circulaires. N'oubliez pas les coudes, les genoux et les fesses ! Si votre peau n'est ni sensible ni sujette à l'acné, vous pouvez également exfolier votre visage, mais avec beaucoup plus de douceur. Laissez le gommage agir 3 à 5 minutes sur votre visage et votre corps pour profiter des propriétés drainantes et antioxydantes du cacao et du café. Rincez-vous ensuite et prenez votre douche. Faites attention à ne pas glisser dans la douche, en raison de l'huile qui peut rendre le sol glissant.

Ce soin revigorant est bénéfique tant pour le corps que pour l'esprit. Le café et le cacao possèdent des vertus drainantes, et leur action raffermissante est renforcée par l'exfoliation. Sur le visage, ces deux ingrédients apportent un véritable éclat et une mine resplendissante. Votre teint paraîtra plus lumineux et reposé grâce à la caféine et à la théobromine, qui ont des effets stimulants avérés.

Vous pouvez gommer votre corps deux à trois fois par semaine (une fois par semaine pour le visage).

Les huiles essentielles pour l'hiver

Appliquer 2 gouttes pures d'huile essentielle de ravintsara sur les poignets et sous les pieds, ainsi que 2 gouttes d'huile essentielle d'épinette noire en friction sur la région lombaire, peut contribuer à votre bien-être en hiver. Le ravintsara stimule l'immunité, tandis que l'épinette noire agit sur les glandes corticosurrénales (qui sont situées près des reins) pour les renforcer, ce qui peut être bénéfique en cas de fatigue hivernale ou de grippe.

Vous pouvez suivre cette routine en cure, trois fois par jour pendant une période de 10 jours, si vous ressentez les premiers symptômes d'une grippe.

ATTENTION !

Prudence avec l'huile essentielle d'épinette noire, déconseillée au premier trimestre de la grossesse et chez les enfants de moins de 12 ans. Elle a des effets endocriniens potentiels dont il faut tenir compte lors de son utilisation.

Beauty food

En hiver, privilégiez une abondance de verdure dans vos assiettes pour favoriser la reminéralisation et apporter une dose de chlorophylle. La chlorophylle est un pigment (vert) présent dans les végétaux qui a la particularité d'oxygéner les tissus ! Adieu le teint terne en hiver, grâce notamment au chou kale, une excellente source de vitamine C et de calcium. Personnellement, je le consomme cru en l'incorporant dans n'importe quel plat ou en le mélangeant à mes smoothies (1 banane, 3 feuilles de kale, 1 poire, avec un peu de lait d'amande).

En hiver, notre corps a besoin d'énergie pour faire face aux températures parfois rigoureuses. Voici une boisson énergisante délicieuse, parfaite pour l'après-midi, afin de prévenir les coups de fatigue ou à prendre avant une séance de sport. Dans un mixeur, mettez 1 datte dénoyautée, 1 banane, 1 petite cuillère de cacao cru non sucré, 1 petite cuillère de beurre de cacahuète, et un peu de lait d'amande. La quantité de lait d'amande dépendra de la consistance souhaitée. Mixez le tout, et voilà, c'est prêt !

Savourez cette boisson riche en nutriments et en antioxydants. Elle peut être un peu calorique, c'est vrai, mais elle est tellement bénéfique pour le corps ! Ces ingrédients regorgent d'antioxydants et de substances nutritives essentielles pour le bien-être du corps et de l'esprit.

Le printemps : détoxifier et énergiser

Votre peau peut présenter une accumulation de toxines et de cellules mortes à cause des mois précédents. Avec l'augmentation de la température au printemps et de l'exposition au soleil, les glandes sudoripares s'activent et le renouvellement cellulaire s'accélère, ce qui peut entraîner des obstructions cutanées. Les vaisseaux sanguins se dilatent avec la montée des températures, ce qui peut provoquer des rougeurs et une sensibilité accrue de la peau, car elle a passé plusieurs mois avec peu de lumière. Si vous ajoutez des allergies saisonnières à ce tableau, il peut être difficile de retrouver une peau radieuse en début de printemps.

Objectif du printemps : réveiller la peau grâce à un nettoyage de printemps, afin de lui redonner un éclat similaire à celui de la nature qui s'épanouit à cette saison.

Quelques ajustements à faire dans sa routine au quotidien

Si la peau commence à bourgeonner au printemps, optez pour :

- Des huiles végétales non comédogènes dans vos cosmétiques maison (comme l'huile de noisette et l'huile de jojoba).
- Un nettoyage à l'aide de ma pâte d'argile blanche ou de produits prêts à l'emploi (tels que mousses, gels ou laits). Si vous constatez une véritable poussée d'acné au printemps, privilégiez les produits portant la mention « détox », « purifiant » ou « oxygénant » sur leur emballage.
- Une crème plus légère en journée pour hydrater votre peau, tout en continuant à utiliser votre crème d'automne ou d'hiver le soir.
- Une utilisation réduite de maquillage pour permettre à votre peau de respirer et de profiter de la lumière printanière naissante.
- L'ajout de quelques gouttes d'huile végétale d'argousier à votre crème de jour, ce qui servira de véritable autobronzant naturel. L'argousier assure un teint frais et une protection pour préparer votre peau au retour du soleil. Vous pouvez également réaliser la même chose avec de l'huile de pépins de framboise.

Mes rituels peau du printemps

Commencez votre nettoyage de printemps avec ma pâte purifiante au ghassoul et romarin (voir p. 163). Elle aide à éliminer les excès de toxines accumulés des mois précédents.

Cela permettra à votre peau de recevoir des bains de lumière avec les premiers rayons chauds du soleil.

Bain de lumière

Pour faire le plein d'oxygène, mais aussi de lumière, une promenade de 30 minutes chaque jour est idéale. Cela aidera à ajuster votre cycle veille-sommeil et à rééquilibrer vos hormones.

Dès que vous le pouvez, jouissez du retour du soleil. Ses rayons stimulent les hormones de l'éveil et la glande pinéale (via la rétine), régulant la production de la mélatonine et le cycle du sommeil et de l'éveil. L'exposition aux premiers rayons de soleil permet également de stimuler la production de la tant convoitée vitamine D, dont les réserves sont épuisées à la sortie de l'hiver.

Les huiles essentielles pour le printemps

Voici une sélection d'huiles essentielles à incorporer dans votre crème de nuit (neutre, sans rétinol ni acides de fruits). Elles présentent des vertus étonnantes pour la peau et l'esprit. Ajoutez 1 goutte d'une huile essentielle au choix lors de chaque application, en fonction de vos besoins. Il est important de respecter le dosage de 1 ou 2 gouttes d'huile essentielle par application, car l'excès d'huiles essentielles n'est pas nécessaire, voire dangereux.

- Camomille romaine, *Chamaemelum nobile* ou *Anthemis nobilis* : idéale en cas d'irritation cutanée due aux allergies saisonnières. Elle est également parfaite pour soulager les fortes angoisses.
- Géranium Bourbon, *Pelargonium x asperum CV Bourbon* : cette huile essentielle est très efficace pour stimuler la circulation sanguine au niveau de la peau. Légèrement astringente, elle

contribue également à resserrer les pores de la peau pour un teint plus uniforme.

- Romarin à verbénone, *Rosmarinus officinalis CT Verbénone* : un véritable allié contre les imperfections de la peau. Le romarin est certes tonique, mais il lisse également la peau comme un peeling de nuit. Veuillez noter que cette huile essentielle n'est pas adaptée aux femmes enceintes.

Beauty food

Les salades printanières avec du quinoa et des aliments de saison sont un vrai régal. Vous pouvez miser par exemple sur :

- **Les asperges :** riches en fibres, en vitamine K et en folates, elles soutiennent la santé digestive et contribuent à la formation des globules rouges.
- **Les petits pois :** ils sont une source de protéines végétales, de vitamines (C, K) et de minéraux (fer, zinc). Ils apportent une touche sucrée et croquante à vos salades.
- **Les radis :** ils sont riches en vitamine C et en antioxydants. Ils ajoutent une belle couleur et du piquant à votre plat.
- **Les fraises :** ce sont des joyaux du printemps, riches en vitamine C et en antioxydants. Elles apportent une note sucrée à votre salade.
- **La menthe fraîche :** elle ajoute une touche de fraîcheur à votre salade et a des propriétés digestives.
- **Le pissenlit :** il offre une multitude de bienfaits. Riche en nutriments essentiels, il apporte des vitamines, des minéraux et des antioxydants. Ses feuilles stimulent la digestion et favorisent la détoxification du foie. Intégrez-le dans vos salades ou smoothies pour profiter de ses bienfaits.

En combinant ces ingrédients de saison, vous créez une explosion de saveurs, de couleurs et de nutriments à chaque bouchée. Vos salades printanières seront non seulement délicieuses, mais elles contribueront également à vous maintenir en bonne santé et à vous revitaliser après les mois d'hiver. Alors, laissez libre cours à votre créativité culinaire et profitez de la magie du printemps à chaque repas !

Pour toute l'année

Que vous ayez une peau grasse, acnéique, mixte, mature ou normale, il faudra vous hydrater ! Pour cela, je vous conseille de faire mon masque « Aqua Glow » quand vous en ressentez le besoin (voir p. 165). Vous pouvez aisément le réaliser après un gommage ou un soin purifiant.

Tout au long de l'année, misez sur les algues, riches en minéraux et en actifs hydratants essentiels pour votre corps. Optez par exemple pour la dulse, une algue riche en minéraux, notamment en fer et en calcium, que vous pouvez utiliser dans les salades ou les plats cuisinés ; le nori, bonne source de vitamines et de minéraux ou le wakame, riche en antioxydants et en acides aminés, que vous pouvez incorporer dans les soupes ou les salades.

Pensez aussi à l'eau de coco fraîche, une boisson rafraîchissante et hydratante, riche en électrolytes et en minéraux essentiels. Buvez-la pour vous réhydrater naturellement. Moi, j'en mets dans mes smoothies.

Mes routines sur mesure

Acné

L'acné est une affection cutanée très courante. Il est important de comprendre que c'est une condition complexe, et que son origine précise peut être difficile à identifier sans un examen complet effectué par un(e) professionnel(le) de la santé qualifié(e).

Le sébum est produit par les glandes sébacées, il lubrifie les poils et protège la peau en renforçant la barrière cutanée. Mais il se peut qu'à cause de différents facteurs, des bactéries se développent au niveau du sébum et occasionnent des boutons d'acné, qui peuvent se manifester de diverses façons :

- **Comédon ouvert (ou « point noir »)** : lorsque le pore s'ouvre à la surface de l'épiderme. Le microkyste, constitué de sébum, s'oxyde au contact de l'oxygène et devient noir.
- **Papule** : lorsque le microkyste se fissure sous la peau. Le sébum se liquéfie et les bactéries prolifèrent dans cet environnement riche en lipides. Se produit alors une inflammation et un bouton rouge se forme à la surface de la peau.
- **Pustule** : lorsque les bactéries prolifèrent au sein du pore obstrué. Une inflammation se produit et se forme, à la surface de la peau, un bouton rouge à tête blanche.

Divers facteurs peuvent contribuer à l'apparition de boutons d'acné. Le stress, les habitudes alimentaires et, en particulier, les déséquilibres hormonaux, jouent un rôle majeur. Que ce soit lors des menstruations, pendant la grossesse, lors de la ménopause, en lien avec l'alimentation ou induit par le stress, tous ces éléments partagent une caractéristique commune : les fluctuations hormonales. Il est important de noter que les glandes sébacées, responsables de la production de sébum, sont hautement réactives aux variations hormonales. En conséquence, il devient presque impossible d'identifier précisément la cause exacte et d'éliminer le problème à sa source, étant donné que les perturbations hormonales sont intrinsèques à notre vie quotidienne.

L'élément crucial réside dans la prise de conscience et l'acceptation de cette réalité. Ce livre se concentre sur les autres facteurs externes susceptibles d'aggraver l'acné, et que nous pouvons, dans une certaine mesure, « maîtriser ». Parmi les facteurs externes responsables de l'obstruction des pores, on peut identifier :

- Une routine de soin incomplète ou l'utilisation de produits comédogènes au quotidien, qui contribuent à l'obstruction des pores et à l'apparition de l'acné.
- L'exposition prolongée au soleil, qui épaissit et assèche la peau, empêchant ainsi le sébum de s'écouler normalement à travers les follicules pileux. Cela peut entraîner une poussée d'acné lorsque la peau retrouve son épaisseur normale, ce que l'on appelle l'effet rebond de l'acné, après une exposition prolongée au soleil.
- Le stress a un impact certain sur le corps et peut provoquer des déséquilibres visibles ou invisibles, dont l'acné est un symptôme fréquent.
- La pollution (gaz divers, dioxyde de carbone, poussières, pesticides) agresse la peau, ce qui stimule la production de sébum en réponse, car la peau tente de se protéger.
- Le tabac réduit l'afflux sanguin vers la peau et ralentit ainsi la circulation des cellules immunitaires. Sous l'influence

du tabac, l'acné a tendance à proliférer facilement et à cicatriser difficilement.

L'acné est entourée de nombreuses idées fausses qui, de manière injuste, attribuent la responsabilité de cette affection à la personne qui en souffre. On entend souvent dire, à tort, que l'acné est causée par une peau sale, un manque d'hygiène ou une alimentation inadaptée, voire qu'elle est contagieuse. Ces croyances erronées peuvent engendrer une détresse inutile chez les personnes concernées, qui peuvent déjà manquer de confiance en elles et d'estime de soi.

Mes astuces ultimes contre l'acné

On nettoie intelligemment

Lorsqu'on souffre d'acné accompagnée d'un excès de sébum, on aura tendance à croire qu'il nous faut gommer et effacer tout ça ! Par conséquent, nous avons recours à un nettoyage un peu trop agressif. Comme l'application de gommages à gros grains ou de masques d'argile qu'on laissera sécher pendant des heures, voire une nuit. Bannissez ces techniques de soin du visage. Optez pour un nettoyage intelligent et doux, contenant une combinaison d'ingrédients antibactériens et anti-inflammatoires, mais également hydratants. Ne choisissez pas des produits qui décapent, cela risquerait de déclencher encore plus de boutons et de dérégler votre barrière cutanée. Le secret, c'est l'équilibre !

Choisissez des produits naturels non comédogènes

Les produits cosmétiques avec des ingrédients comédogènes peuvent accentuer l'acné. Le silicone et la paraffine bouchent les pores de la peau et peuvent provoquer des points noirs et des boutons d'acné. Oubliez ces ingrédients dans vos produits.

Les bains de soleil avec une peau protégée

Certes, le soleil procure du bien-être, tant sur le plan moral que pour la peau, mais il convient de l'appréhender de manière consciente et éclairée.

Optez pour un maquillage léger et minéral

Je suis pleinement consciente que certain(e)s d'entre vous ressentent le besoin impérieux de dissimuler au mieux les boutons en utilisant un maquillage à la couvrance intense. Il est important de savoir que l'utilisation d'un maquillage aussi épais entrave la respiration quotidienne de votre peau. Optez plutôt pour un maquillage minéral, enrichi en actifs naturels antibactériens et apaisants, tels que le zinc ou le kaolin.

Misez sur les huiles végétales et les huiles essentielles

En tant qu'herboriste, aromathérapeute et esthéticienne engagée, je suis profondément convaincue des bienfaits considérables que les matières brutes offrent à votre peau. L'huile végétale de nigelle, ainsi que les huiles essentielles de lavande et de romarin, peuvent vous accompagner dans le processus de guérison de l'acné et contribuer à une paix mentale dans la bataille contre les boutons.

Arrêtez de vous regarder à la loupe !

Observer quotidiennement l'évolution de vos boutons sur votre peau est une démarche vaine. Il faut du temps, parfois plusieurs mois, pour constater une amélioration significative de l'acné, surtout si celle-ci est sévère. Je ne vais pas vous mentir, si vous souffrez d'une acné sévère, elle ne disparaîtra pas du jour au lendemain. Il n'existe pas de recette miracle (à moins d'opter pour des traitements médicamenteux lourds, ce qui implique de faire des choix éclairés). Je m'engage à faire tout mon possible pour vous aider à vivre en harmonie avec votre peau et à améliorer son apparence. Cependant, cela nécessitera du temps et de la patience. Et n'oubliez pas parfois de pratiquer la routine *Less is more* p. 103.

DES SUPPLÉMENTS POUR SOULAGER L'ACNÉ

- Le zinc aide à apaiser les inflammations et a une activité antibactérienne.
- La vitamine A aide à réparer la peau et accélère la cicatrisation pour éviter les cicatrices trop importantes.
- La vitamine E maintient l'hydratation et l'élasticité de la peau.
- La vitamine C soutient la production de collagène ainsi que la réparation de la peau.
- Les graines de lin ont des propriétés anti-inflammatoires qui peuvent contribuer à apaiser l'acné en réduisant l'inflammation cutanée.

Attention : la prise de compléments alimentaires n'est pas une étape obligatoire et anodine. Demandez conseil à votre médecin. De plus, une alimentation riche en nutriments et non transformée peut pallier beaucoup de manques.

Prenez soin de vos intestins

Une alimentation équilibrée, riche en fibres, favorise une digestion saine, éliminant ainsi les toxines. En maintenant un équilibre microbiotique intestinal, vous réduisez l'inflammation qui peut contribuer à l'acné. De plus, rester hydraté et éviter les aliments pro-inflammatoires (sucre raffiné, sodas, plats préparés, *junk-food*) peut aider à prévenir les poussées d'acné. Les probiotiques et les prébiotiques (bananes, légumineuses, céréales complètes, graines de lin, chicorée, pissenlit) peuvent également soutenir la santé intestinale. Pour obtenir des conseils en matière d'hygiène alimentaire adaptée, il est recommandé de consulter un médecin nutritionniste ou un(e) naturopathe.

Mes tops ingrédients cosmétiques contre l'acné

Lorsque vous cherchez des produits cosmétiques pour traiter l'acné, ciblez les ingrédients suivants.

Les enzymes

En cosmétique, les enzymes comme la bromélaïne (issue de l'ananas) ou la papaïne (issue de la papaye) sont bénéfiques en cas d'acné, car elles ont des propriétés exfoliantes douces. Elles aident à éliminer les cellules mortes de la peau, à déboucher les pores obstrués et à réduire l'inflammation cutanée. En éliminant ces impuretés et en favorisant un renouvellement cellulaire plus sain, elles contribuent à améliorer l'apparence de la peau et à réduire les poussées d'acné.

Les BHA ET AHA

Les BHA (bêta-hydroxyacides) et les AHA (alpha-hydroxyacides) sont des types d'acides utilisés en cosmétique pour exfolier la peau et améliorer son apparence. La principale différence entre les deux réside dans leur solubilité : les BHA sont liposolubles, ce qui leur permet de pénétrer dans les pores pour les désobstruer des impuretés et de l'excès de sébum, tandis que les AHA sont hydrosolubles et agissent en éliminant les cellules mortes à la surface de la peau. Par exemple, l'acide salicylique est un BHA qui aide à prévenir les boutons et les points noirs en ciblant les pores obstrués, tandis que l'acide glycolique est un AHA qui lisse et adoucit la peau en éliminant les cellules mortes.

Parmi les deux, les AHA (alpha-hydroxyacides) ont tendance à avoir un effet plus bénéfique sur l'hydratation de la peau. Les AHA, tels que l'acide glycolique et l'acide lactique, agissent en exfoliant doucement la couche supérieure de la peau. Cela peut conduire à une peau plus douce et plus hydratée, car l'élimination des cellules mortes permet aux produits hydratants de mieux pénétrer dans la peau.

Cependant, il est important de noter que l'utilisation d'acides exfoliants peut rendre la peau plus sensible au soleil, il est donc essentiel d'employer une protection solaire adéquate lors de l'utilisation de ces produits.

Les argiles

Les argiles sont de véritables alliées pour l'acné, offrant une solution naturelle et douce pour améliorer l'apparence de la peau. En masque, elles permettent de purifier en profondeur, en absorbant l'excès de sébum et en éliminant les impuretés, laissant la peau toute fraîche. Sensation nouvelle peau garantie !

Ces argiles respectent l'équilibre naturel de la peau et ne perturbent pas son pH, ce qui est essentiel pour maintenir une peau saine. Elles sont également riches en minéraux bénéfiques tels que le silicium, le zinc et le magnésium, qui nourrissent la peau en profondeur et favorisent son renouvellement.

Grâce à leurs propriétés apaisantes et anti-inflammatoires, les argiles aident à calmer les rougeurs et à réduire les irritations associées à l'acné, offrant ainsi un soulagement bienvenu. Leur utilisation régulière en cure peut aider à améliorer la texture de la peau, à réduire les imperfections et à restaurer son éclat naturel.

N'oubliez pas de prendre soin de votre peau en l'hydratant adéquatement après l'utilisation de masques ou de soins nettoyants à base d'argile, afin de maintenir son équilibre et de préserver sa douceur. Profitez des bienfaits apaisants et purifiants des argiles pour vous offrir une peau radieuse et en pleine santé. Voir mes recettes à base d'argiles afin de les utiliser sans commettre d'erreur !

Les huiles essentielles

Misez sur celles de romarin à verbénone et de camomille romaine (p. 61 à 65).

Rosacée et couperose

La couperose et la rosacée sont deux affections cutanées distinctes, mais elles présentent un point commun : elles résultent d'une déficience de la microcirculation sanguine. De ce fait, les traitements et routines de soin au naturel auront des similitudes.

La couperose est caractérisée par des vaisseaux sanguins dilatés et visibles à la surface de la peau, généralement sur les joues, le nez, le front ou le menton. Elle peut provoquer des rougeurs intermittentes, mais elle n'est pas associée à des lésions inflammatoires.

La rosacée, quant à elle, est une affection inflammatoire chronique de la peau qui se manifeste par des rougeurs persistantes, des papules, des pustules et des vaisseaux sanguins dilatés. Elle peut également causer une sensibilité accrue de la peau, des brûlures et des démangeaisons.

Bien que la couperose puisse être considérée comme une forme légère de rosacée, toutes les personnes atteintes de couperose ne développent pas nécessairement une rosacée. La rosacée est une condition plus complexe et peut varier en intensité et en symptômes d'une personne à l'autre. Certains individus atteints de couperose peuvent éventuellement développer des symptômes de rosacée, mais ce n'est pas systématique.

Il est important de consulter un(e) professionnel(le) de la santé ou un(e) dermatologue pour un diagnostic précis et des recommandations de traitement adaptées à votre situation spécifique. Des crèmes ou des gels topiques, ainsi que des médicaments par voie orale, peuvent être prescrits par des dermatologues. Les crèmes ou les gels peuvent contenir des ingrédients qui aident à réduire l'inflammation et les rougeurs. Les médicaments par voie orale, tels que les antibiotiques ou les médicaments qui agissent sur les vaisseaux sanguins, peuvent être prescrits pour contrôler les symptômes plus graves. Il est important de consulter un médecin pour obtenir un traitement approprié en fonction de la sévérité de la condition.

Les facteurs déclencheurs à essayer de dompter

- L'exposition au soleil intense. Les rayons UV du soleil peuvent aggraver les symptômes de la couperose et de la rosacée en dilatant les vaisseaux sanguins et en provoquant des rougeurs.
- Les températures extrêmes, qu'il s'agisse de chaleur intense ou de froid glacial, peuvent déclencher des épisodes de rougeurs et d'inflammation.
- Les aliments épicés, chauds ou les boissons chaudes peuvent causer des bouffées de chaleur et aggraver les symptômes.
- L'alcool dilate les vaisseaux sanguins et peut intensifier les rougeurs et les vaisseaux apparents.

- Le stress et les émotions fortes peuvent déclencher des réactions cutanées, aggravant les symptômes de la couperose et de la rosacée.

Mes astuces

- Choisissez des produits avec des appellations « antirougeurs », « apaisants » ou « haute tolérance ». Soyez attentif aux ingrédients et optez pour des produits naturels sans parfums de synthèse rajoutés ni autres ingrédients irritants.
- Adoptez une routine minimaliste (p.102) ou *Less is more* (p. 103).
- Privilégiez les cosmétiques enrichis en actifs végétaux et minéraux antirougeurs et qui ont un effet sur la microcirculation.

Graines de chanvre : riches en oméga-3 anti-inflammatoires.

Rose musquée : riche en oméga-3 anti-inflammatoires et en vitamine K qui stimule la coagulation. Action sur la couperose et les rougeurs diffuses.

Camomille : apaisante et décongestionnante.

Cassis : apaisante et décongestionnante.

Argile blanche : apaisante et antirougeurs.

- Misez sur les infusions de plantes. La sauge, le romarin, le thym, la camomille, la mélisse, la mauve et les graines de fenouil sont d'excellents choix pour les états de peau tels que la couperose et l'acné rosacée.
- Privilégiez les mouvements corporels doux comme la marche, les séances de Pilates, le yoga et le vélo. Évitez les exercices trop intenses, car ils peuvent provoquer des fluctuations de

température trop brutales. Essayez de limiter l'exposition à l'eau chlorée des piscines, car cela peut causer une irritation cutanée.

- Les probiotiques ont maintes fois démontré leur capacité à soutenir les bonnes bactéries du corps, en particulier celles présentes sur la peau. Ces bactéries agissent comme une barrière de défense contre les contaminations bactériennes responsables des boutons. N'hésitez pas à solliciter l'avis de la personne qui vous guide dans votre traitement pour en savoir plus.
- Assurez-vous d'avoir toujours un spray d'hydrolat de menthe poivrée ou d'eau thermale dans votre sac. Lorsque vous sentez des rougeurs apparaître sur votre visage, vaporisez-en pour apaiser la peau.
- Il est préférable d'éviter la consommation d'alcool. Si vous êtes comme moi et que vous appréciez un apéritif de temps en temps, laissez de côté les vins pendant un moment. Ils contiennent souvent beaucoup de sulfites, susceptibles d'aggraver les rougeurs. Optez plutôt pour un gin-tonic, une boisson alcoolisée élaborée à partir d'extraits de plantes médicinales.

Taches d'hyperpigmentation

Les taches d'hyperpigmentation sont des zones de la peau qui sont plus foncées que la peau environnante. Elles peuvent être causées par une production excessive de mélanine, le pigment responsable de la couleur de la peau. Les principales causes des taches d'hyperpigmentation incluent une exposition excessive au soleil, des fluctuations hormonales (grossesse), des blessures cutanées, certains médicaments ou des inflammations. Malheureusement, une fois que vous avez développé une hyperpigmentation, elle réapparaîtra même après un traitement réussi, car l'ADN de nos cellules cutanées a été affecté à jamais.

Les traitements dermatologiques offrent différentes options pour atténuer les taches d'hyperpigmentation. Les traitements topiques comprennent l'utilisation de crèmes ou de lotions contenant des ingrédients tels que l'hydroquinone, l'acide azélaïque, l'acide kojique ou les rétinoïdes. Ces produits aident à réduire la production de mélanine et à éclaircir les taches d'hyperpigmentation.

Les traitements dermatologiques plus avancés comprennent les peelings chimiques, les traitements au laser et la microdermabrasion. Ces procédures exfolient la peau et stimulent la production de nouvelles cellules, ce qui peut aider à éliminer les taches d'hyperpigmentation et à uniformiser le teint.

Les traitements naturels

Les traitements naturels peuvent offrir une aide précieuse dans la gestion des taches d'hyperpigmentation, mais il est important de comprendre leurs limites par rapport aux traitements dermatologiques plus intensifs tels que les peelings chimiques.

Certaines huiles essentielles, comme celles de carotte sauvage ou de citron, sont réputées pour leurs propriétés éclaircissantes et peuvent contribuer à améliorer l'apparence du teint. Cependant, il convient de souligner que ces options naturelles ne peuvent être comparées à l'efficacité des peelings chimiques en termes de disparition rapide des taches.

Des ingrédients naturels tels que le concombre, le yaourt ou le curcuma sont souvent utilisés dans les soins antitaches en raison de leur capacité à améliorer l'apparence du teint. Toutefois, il est à noter que ces actifs naturels agissent principalement en surface, aidant à réduire l'apparence des taches pigmentaires.

Gardons à l'esprit que les traitements naturels pour les taches d'hyperpigmentation peuvent nécessiter une utilisation régulière et prolongée pour obtenir des résultats visibles. Ils peuvent aider à atténuer les taches et à rendre la peau moins terne, mais ils ne sont pas aussi puissants que les traitements dermatologiques pour éliminer rapidement les taches les plus tenaces.

Vous pouvez également miser sur la coenzyme Q10, aussi connue sous le nom de CoQ10 ou ubiquinone, une substance naturellement présente dans le corps humain. Il s'agit d'un composé liposoluble, semblable à une vitamine, qui joue un rôle essentiel dans la production d'énergie cellulaire. La CoQ10 est présente dans toutes les cellules de notre corps, mais sa concentration est particulièrement élevée dans les organes nécessitant beaucoup d'énergie, tels que le cœur, les reins et le foie. Vous la trouverez sous forme de compléments alimentaires dans les magasins de produits de santé. Prenez la CoQ10 par voie orale conformément aux recommandations du fabricant (on la trouve généralement sous forme de gélules ou de comprimés). Cette méthode d'administration peut aider à renforcer la protection de la peau et réduire les dommages causés par le soleil. Les résultats peuvent varier d'une personne à l'autre, et il est préférable de consulter un(e) professionnel(le) de la santé ou un(e) dermatologue avant d'ajouter la CoQ10 à votre routine, car d'autres facteurs, tels que l'alimentation et les soins topiques, sont également importants pour la santé de la peau.

PARTIE III

MON CARNET DE RECETTES

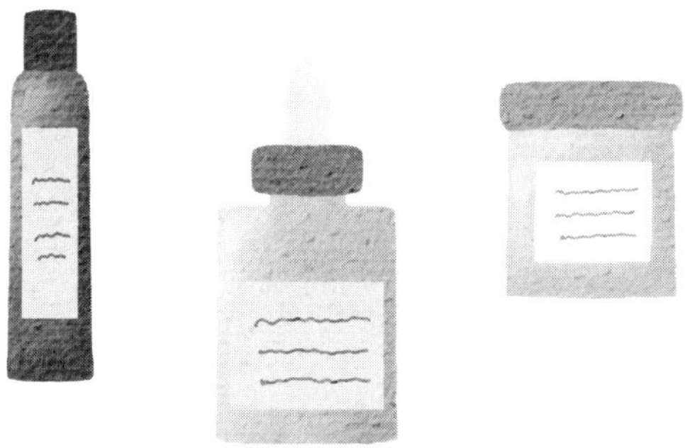

Les produits du quotidien

Assurez-vous que vos mains, vos ustensiles et vos contenants sont propres et désinfectés pour éviter toute contamination.

Démaquillant doux pour le visage et les yeux

Pour réaliser ce démaquillant simple, vous aurez besoin d'un flacon de 100 ml (de préférence opaque), ainsi que d'huile végétale de jojoba et d'huile végétale d'amande douce. Ce produit convient à tous les types de peau.

Ingrédients :

- 50 ml d'huile d'amande douce
- 50 ml d'huile de jojoba

Préparation :

- Dans le flacon, versez les deux huiles. Voilà, votre démaquillant est prêt ! C'est une recette vraiment facile, n'est-ce pas ?

Utilisation :

Utilisez ce démaquillant pour enlever le maquillage, y compris le mascara. Vous pouvez l'appliquer avec vos doigts (en adoptant la technique du panda, voir p. 88) ou avec un coton légèrement humide.

Conservation :

Les huiles de jojoba et d'amande douce sont stables dans le temps. Ainsi, votre produit peut être conservé facilement pendant 6 mois à 1 an. Veillez simplement à entreposer vos produits faits maison dans un endroit qui n'est pas directement exposé aux rayons UV.

Pâte nettoyante à l'argile blanche

L'argile blanche est un excellent choix quotidien pour nettoyer la peau du visage et du corps.

Ingrédients :

- 3 cuillères à soupe d'argile blanche (environ 15 g)
- 2 cuillères à soupe d'hydrolat au choix (environ 20 g)

Préparation :

- Dans un pot en verre ambré ou un récipient en verre, versez l'argile blanche et l'hydrolat. Mélangez jusqu'à obtenir une pâte lisse et homogène.

Utilisation :

Sur un visage mouillé, appliquez une petite quantité de la pâte et effectuez le nettoyage comme si vous utilisiez un savon. Rincez ensuite et poursuivez avec le reste de votre routine habituelle.

Conservation :

Ce produit est fabriqué à la dernière minute et ne contient pas de conservateurs. Vous pouvez le conserver au réfrigérateur pendant 7 à 10 jours maximum, ou bien hors du frigo pendant une petite semaine, mais protégez-le de l'humidité de la salle de bains et de vos doigts. Après cette période, sa qualité pourrait se détériorer et il ne sera plus efficace ni sûr à utiliser. Pour une utilisation continue, il est recommandé de préparer de petites quantités à la fois afin de garantir la fraîcheur et l'efficacité de la pâte nettoyante à l'argile blanche.

MES CONSEILS EN +

- Pour l'hydrolat, vous pouvez opter, par exemple, pour le cassis ou le géranium (tous les types de peau) ou la lavande et le romarin (peaux mixtes à grasses, avec ou sans boutons).
- Même si l'argile blanche est la plus douce, elle reste absorbante. Par conséquent, en l'utilisant quotidiennement, certaines peaux (surtout les plus fines) pourraient ressentir des sensations de tiraillement. Pour éviter ces désagréments, il est impératif de bien rincer la pâte, d'appliquer ensuite un hydrolat et de bien hydrater la peau. Si la sensation de tiraillement persiste malgré ces soins, envisagez un nettoyage avec un produit comme une huile nettoyante ou un savon saponifié à froid surgras.

Eau florale nocturne aux huiles essentielles

Voici le mélange d'hydrolats et d'huiles essentielles qui fera office de tonique et rehaussera l'éclat de votre peau ! Les huiles essentielles de lavande et de romarin purifient la peau, la lavande l'apaise, tandis que le romarin lisse les ridules et les irrégularités du teint (boutons, points noirs, rides). Le petit grain bigarade et la camomille favorisent le sommeil, mais aident également la peau à se régénérer durant la nuit. L'hydrolat de rose est connu pour sa fraîcheur, et l'hydrolat d'hamamélis aide à améliorer la microcirculation sanguine du visage. Un véritable nectar bienfaiteur pour votre peau.

Ingrédients :

- 50 ml d'hydrolat de rose
- 48 ml d'hydrolat d'hamamélis
- 1 à 2 gouttes d'huile essentielle de petit grain bigarade
- 1 à 2 gouttes d'huile essentielle de lavande fine

- 1 à 2 gouttes d'huile essentielle de romarin à verbénone
- 1 à 2 gouttes d'huile essentielle de camomille romaine
- 1 petite cuillère à café de gel d'aloe vera et/ou de glycérine végétale

Préparation :

- Dans un flacon spray de 100 ml, versez les hydrolats.
- Ajoutez ensuite les huiles essentielles.
- Enfin, complétez avec le gel d'aloe vera ou la glycérine.

Utilisation :

Vaporisez ce délicieux élixir sur votre visage, en fermant les yeux, en fin de routine, juste avant d'appliquer votre crème.

Conservation :

Ce produit se conserve entre 6 et 8 mois, en veillant à ne pas l'exposer directement au soleil.

MES CONSEILS EN +

- Avant utilisation, assurez-vous de bien agiter le flacon pour mélanger les ingrédients, car les huiles essentielles ont tendance à stagner en surface. Il est important de ne pas vaporiser le produit directement sur la peau sans l'avoir mélangé au préalable.
- Veillez à respecter scrupuleusement la formule : c'est crucial pour éviter toute réaction allergique. Testez d'abord le produit sur votre poignet pour vérifier votre sensibilité cutanée. Appliquez ce produit uniquement le soir.
- Une femme enceinte et allaitante pourra utiliser cette recette uniquement si elle enlève le romarin à verbénone, car ce dernier est déconseillé pendant la grossesse.

Eau botanique de jour

Voici un mélange vivifiant pour le visage. L'hydrolat de menthe poivrée, par sa fraîcheur intense, réveille votre peau tandis que l'hydrolat de fleur d'oranger apporte de l'éclat et apaise l'esprit.

Ingrédients :

- 25 ml d'hydrolat de menthe poivrée
- 24 ml d'hydrolat de fleur d'oranger
- ½ cuillère à café de gel d'aloe vera

Préparation :

- Dans un flacon en spray de 50 ml, versez les hydrolats.
- Ajoutez le gel d'aloe vera et mélangez.

Utilisation :

Vaporisez chaque matin cet hydrolat avant d'appliquer votre soin de jour, ou en milieu de journée si vous trouvez que votre peau a besoin d'un coup de fraîcheur.

MON CONSEIL EN +

Pour obtenir un effet optimal, commencez par vaporiser l'hydrolat sur votre visage, puis retirez l'excès à l'aide d'un coton. Cela élimine les éventuelles impuretés qui restent sur votre visage. Ensuite, vaporisez légèrement comme une brume sur la peau et tapotez avec vos doigts pour un effet tonifiant. Puis terminez votre routine.

Prunelle de tes yeux

Le gel d'aloe vera possède des propriétés légèrement raffermissantes et est extrêmement hydratant. L'huile de noyaux de prune maintient l'hydratation et contribue à lisser les rides d'expression, tout en régénérant efficacement la zone délicate du contour des yeux.

Ingrédients :

- 5 ml de gel d'aloe vera
- 5 ml d'huile de noyaux de prune

Préparation :

- Dans un flacon à bille en verre, versez le gel d'aloe vera et l'huile de noyaux de prune.

Utilisation :

Secouez vigoureusement le flacon avant chaque utilisation, car le mélange se divise en deux phases distinctes. Matin et soir, appliquez délicatement deux passages du flacon à bille sur le contour de vos yeux. Lissez légèrement la peau autour de l'orbiculaire, puis terminez par des tapotements autour des yeux pour faciliter le drainage.

Conservation :

Ce produit peut être conservé pendant une durée de 6 mois à 1 an. Pour assurer son efficacité et sa fraîcheur, rangez-le dans un endroit frais et sec, à l'abri de la lumière directe du soleil.

Crème de jour et de nuit universelle

Si vous avez toujours souhaité confectionner une crème personnalisée, adaptée à vos besoins spécifiques, vous êtes au bon endroit. Cette recette vous guidera à travers les étapes essentielles d'une émulsion pour réaliser une crème nourrissante et hydratante, que vous pourrez utiliser de jour comme de nuit.

Ingrédients :

- 1 cuillère rase à café de cire émulsifiante (cire d'abeille ou cire émulsifiante végétale Olivem 1 000)
- 4 cuillères à soupe d'huile végétale (choisissez-la en fonction de votre type de peau : jojoba, amande douce… voir p. 44)
- 6 cuillères à soupe d'hydrolat au choix
- 5 gouttes d'huile essentielle (facultatif, en fonction de vos préférences, voir p. 58)

Matériel :

- Deux bols en verre résistants à la chaleur
- Des cuillères à mesurer
- Une casserole pour bain-marie
- Un thermomètre de cuisine
- Un mixeur à main ou fouet
- Un pot en verre ou en plastique

Préparation :

- Commencez par préparer la phase huileuse : dans l'un des bols en verre, mesurez et versez la cire émulsifiante et l'huile végétale. Placez le bol dans une casserole remplie d'eau chaude pour créer un bain-marie et faites chauffer doucement jusqu'à ce que la cire soit complètement fondue. Utilisez le thermomètre pour surveiller la température, ne laissez pas dépasser 65 °C.

- Préparez ensuite la phase aqueuse, dans l'autre bol en verre, en versant l'hydrolat. Chauffez-le légèrement au bain-marie sans le faire bouillir.
- Retirez les bols du bain-marie. Versez lentement la phase aqueuse dans la phase huileuse tout en mélangeant vigoureusement avec un mixeur à main ou un fouet. Continuez à mélanger pendant quelques minutes jusqu'à obtenir une émulsion homogène (cela doit ressembler à une mayonnaise !)
- Placez le bol contenant la préparation dans un bain d'eau froide tout en continuant à mélanger. Cela aidera à refroidir rapidement la préparation.
- Si vous utilisez des huiles essentielles, ajoutez-les à la préparation une fois qu'elle a refroidi légèrement. Mélangez bien.
- Versez la crème dans un pot stérilisé en verre ou en plastique.
- Laissez la crème reposer et refroidir complètement au réfrigérateur pendant 24 heures. Elle va s'épaissir davantage pendant cette étape.

Utilisation :

Appliquez votre crème cosmétique sur une peau propre et sèche, selon les besoins de votre routine de soin.

Conservation :

Le soin se conserve 1 mois au frigo.

MON CONSEIL EN +

Suivez les instructions et les dosages avec précision pour obtenir une émulsion stable et efficace.

Les soins spéciaux à faire occasionnellement

Masque visage à l'orange et à l'amande

Découvrez ce masque étonnant qui élimine les impuretés tout en laissant votre peau parfaitement hydratée. La poudre d'amandes exfolie la peau mécaniquement, agissant comme un gommage pour lisser et éliminer les impuretés telles que les points noirs, la pollution et la poussière. La poudre d'orange, connue pour ses propriétés astringentes et tonifiantes, elle, est particulièrement adaptée aux soins nettoyants cutanés, en particulier pour les peaux sujettes à une sécrétion excessive de sébum. Son utilisation contribue à illuminer et à rafraîchir le teint de votre visage. La glycérine, quant à elle, offre une hydratation intense et une douceur à la peau.

Ingrédients :

- 11 g de poudre d'amandes
- 5 g de poudre d'orange
- 31 g de glycérine végétale

Préparation :

- Ajoutez successivement tous les ingrédients dans un pot en verre et mélangez jusqu'à l'obtention d'une texture granuleuse homogène.

Utilisation :`

Appliquez un peu de ce mélange sur votre peau et procédez à un gommage d'environ 1 minute. Ensuite, laissez reposer 3 à 5 minutes sur la peau. Si vous avez une peau épaisse et non sensible, vous pouvez laisser poser 10 minutes. Évitez le contour des yeux et faites attention si vos commissures des lèvres sont gercées. Rincez à l'eau claire, vaporisez votre hydrolat et hydratez avec votre soin de jour ou de nuit.

Ce soin peut être réalisé une fois par semaine.

Conservation :

Ce produit peut être conservé pendant 3 mois, à condition de prélever à chaque utilisation la quantité de masque nécessaire à l'aide d'une spatule, afin de ne pas contaminer le produit par de l'eau ou d'autres bactéries. Il est essentiel de protéger le pot de l'humidité.

MON CONSEIL EN +

Je ne recommande pas ce soin aux peaux très sensibles, allergiques ou sujettes aux réactions cutanées.

Parfum solide aux huiles essentielles

Ingrédients :

- 4 g de cire végétale (cire d'abeille ou cire d'olive)
- 6 g de beurre végétal (mangue ou beurre de karité)
- 10 gouttes d'huile essentielle au choix (voir ci-après)

Préparation :

- Dans un pot en verre (pot de confiture par exemple), versez la cire et le beurre végétal. Faites fondre au bain-marie jusqu'à ce que la préparation devienne liquide et homogène.
- Retirez le pot du feu. Attendez quelques minutes que l'huile obtenue commence à se solidifier légèrement sur les bords.

Vous pouvez vérifier en inclinant un peu le liquide pour voir s'il adhère au verre. Lorsque c'est le cas, cela signifie que le mélange commence à refroidir.

- Ajoutez les huiles essentielles et mélangez, puis laissez refroidir la préparation.

Utilisation :

Appliquez un peu de ce mélange sur le bas de votre ventre. Lorsque vous l'appliquez, respirez profondément pour sentir les odeurs. Laissez-vous envelopper par ces fragrances et détendez-vous.

Conservation :

Le parfum solide n'étant pas composé d'eau, il peut se conserver des années.

MON CONSEIL EN +

Assurez-vous toujours de consulter les indications et contre-indications des huiles essentielles que vous choisissez.

MES RECETTES PAR SAISON

Printemps

- 4 gouttes d'huile essentielle d'ylang-ylang (*Cananga odorata*)
- 4 gouttes d'huile essentielle de géranium Bourbon (*Pelargonium graveolens CV Bourbon)*
- 2 gouttes d'essence de citron (*Citrus limonum*)

ATTENTION ! Ce mélange n'est pas adapté aux femmes enceintes ou allaitantes.

Cette synergie favorise le renouveau, la croissance personnelle et l'épanouissement. L'ylang-ylang apporte une note florale et exotique, favorisant la relaxation et l'harmonie. Le géranium offre une fragrance douce et florale, aidant à équilibrer les émotions, apaisant le stress et renforçant la confiance en soi, et le citron ajoute une touche de fraîcheur, citronnée et de vitalité, stimulant l'énergie, la créativité et la clarté mentale.

Été

- 6 gouttes d'huile essentielle de petit grain (*Citrus aurantium var. amara*)
- 2 gouttes d'huile essentielle de lavande (*Lavandula angustifolia*)
- 2 gouttes d'huile essentielle de menthe poivrée (*Mentha × piperita*)

ATTENTION ! Ce mélange n'est pas adapté aux femmes enceintes ou allaitantes.

Cette synergie incite à la fraîcheur, à la créativité et à l'expansion. Elle favorise un sentiment de légèreté, de joie et de vitalité pendant les mois estivaux. L'huile essentielle de petit grain propose un parfum frais, vert, avec une légère amertume. Son arôme favorise l'harmonie émotionnelle tout en soutenant et protégeant les petits cœurs blessés. L'huile essentielle de lavande apporte une fragrance douce, ronde, florale, maternelle et réconfortante, elle est idéale pour soulager le stress et détendre les sens. L'huile essentielle de menthe poivrée offre une senteur vivifiante, pénétrante et rafraîchissante, stimulant la concentration, l'énergie mentale et la clarté.

Automne

- 4 gouttes d'essence de mandarine rouge (*Citrus reticulata*)
- 4 gouttes d'essence d'orange douce (*Citrus sinensis*)
- 1 goutte d'huile essentielle de cannelle (*Cinnamomum zeylanicum*)
- 1 goutte d'huile essentielle de girofle (*Syzygium aromaticum*)

Les agrumes apportent de la joie et de la positivité, et la mandarine aide à calmer les terreurs nocturnes. La cannelle ancre et nous aide à nous enraciner dans la terre pour nous solidifier. Quant au girofle, il stimule la force vitale pour déclencher tout projet ou action.

ATTENTION ! Ce mélange n'est pas adapté aux femmes enceintes ou allaitantes. Soyez extrêmement prudent(e) lorsque vous manipulez les deux huiles essentielles de girofle et de cannelle, car elles brûlent à l'état pur ! Leur utilisation doit être avisée, et réservée aux adultes.

Hiver

- 4 gouttes d'huile essentielle de pin sylvestre (*Pinus sylvestris*)
- 4 gouttes d'huile essentielle d'eucalyptus radié (*Eucalyptus radiata*)
- 2 gouttes d'huile essentielle d'orange douce (*Citrus sinensis*)

ATTENTION ! Ce mélange n'est pas adapté aux femmes enceintes ou allaitantes.

Cette synergie favorise la vitalité en période hivernale. L'huile essentielle de pin sylvestre propage une senteur caractéristique de pin, résineuse, tonique, rafraîchissante et revigorante, soutenant la respiration et renforçant le système immunitaire. L'huile essentielle d'eucalyptus radié apporte un arôme vivifiant, puissant, favorisant la clarté mentale et libérant les voies respiratoires. L'huile essentielle d'orange douce offre une note chaleureuse, sucrée et enveloppante, boostant le moral et apportant un sentiment de chaleur en période froide.

Masque bonne mine à l'argile rouge

Ce masque convient à tous les types de peau. L'argile rouge, riche en oxyde de fer (qui lui confère sa belle couleur rouge), offre un teint éclatant tout en purifiant en douceur la peau et en apportant une multitude de minéraux. L'hydrolat de fleur d'oranger, lui, apaise non seulement la peau mais aussi l'esprit. Quant à la glycérine végétale, c'est un actif extrêmement hydratant : elle procure une sensation de douceur et d'hydratation, tout en repulpant la peau. Le macérât huileux de calendula nourrit la peau, lui donne de l'éclat, agit comme antioxydant et apaise.

Ingrédients :

- 2 cuillères à soupe d'argile rouge
- Hydrolat de fleur d'oranger
- 1 cuillère à café de glycérine végétale
- 1 cuillère à café de macérât huileux de calendula

Préparation :

- Dans un récipient, versez l'argile. Ajoutez l'hydrolat de fleur d'oranger en remuant jusqu'à obtenir une pâte lisse, avec une apparence similaire à celle du fromage blanc, mais de couleur rouge.
- Incorporez la glycérine végétale et le calendula. Mélangez énergiquement pour assurer une homogénéité totale, sans grumeaux ni phase séparée.

Utilisation :

Appliquez généreusement la préparation sur votre visage en une couche épaisse et laissez agir pendant 10 à 15 minutes. Si l'argile commence à sécher, vaporisez de l'hydrolat. Rincez abondamment et soigneusement la peau, puis appliquez un hydrolat, et hydratez votre peau.

Ce masque peut être réalisé une fois par semaine.

MES CONSEILS EN + POUR RÉUSSIR N'IMPORTE QUEL MASQUE À L'ARGILE

- Pour préparer un masque à l'argile, mélangez l'argile en poudre avec de l'eau distillée ou un hydrolat. Il n'existe pas de mesure ou de quantité universelle, car cela dépend de la couleur et de la qualité de l'argile. Pour commencer, ajoutez une toute petite quantité d'eau à l'argile, en mélangeant avec un pinceau ou une spatule, puis recommencez l'opération jusqu'à obtenir une texture lisse et homogène.
- Évitez d'utiliser des ustensiles en métal, car l'argile n'aime pas le contact avec celui-ci. Privilégiez le bois ou le plastique.
- Une fois que vous avez obtenu une pâte lisse et homogène, vous avez la possibilité d'ajouter d'autres ingrédients actifs : poudre de plante, huile végétale, glycérine végétale, etc. Cette étape est facultative.

Pâte purifiante au ghassoul et romarin

Cette recette est à base de ghassoul, une argile marocaine, d'hydrolat de romarin à verbénone, qui aide à purifier la peau et lui donne une agréable odeur herbacée, de poudre de romarin, connu pour ses propriétés purifiantes et tonifiantes pour la peau et de glycérine, un excellent hydratant qui aidera à maintenir l'humidité de la peau lors de l'utilisation du masque. Elle est idéale pour nettoyer et purifier la peau.

Ingrédients :

- 2 cuillères à soupe de poudre de ghassoul
- 2 cuillères à soupe d'hydrolat de romarin à verbénone (vous pouvez également utiliser de l'eau de rose ou l'eau florale de votre choix)
- 1 cuillère à café de poudre de romarin
- 1 cuillère à café de glycérine végétale

Préparation :

- Versez le ghassoul dans un bol en verre ou en céramique.
- Ajoutez petit à petit l'hydrolat de romarin à verbénone et mélangez bien à l'aide d'une cuillère en bois, jusqu'à obtenir une consistance lisse et homogène.
- Incorporez ensuite la poudre de romarin. Mélangez soigneusement pour que la poudre soit bien répartie dans la pâte.
- Ajoutez enfin la glycérine végétale. Mélangez bien.

Utilisation :

Appliquez la pâte purifiante sur votre visage propre et humide, en évitant le contour des yeux et des lèvres. Laissez agir pendant 10 à 15 minutes, puis rincez abondamment à l'eau tiède. Terminez par une hydratation avec une crème de jour. Si vous avez la peau grasse et acnéique, vous pouvez utiliser cette pâte une à deux fois par semaine pour nettoyer en profondeur et purifier votre peau. Si votre peau est normale à mixte, une fois par semaine suffira. Je ne recommande pas ce masque aux peaux fines et très sensibles.

Masque « Aqua Glow »

Ce masque hydratant vous offrira une hydratation profonde, laissant votre peau douce, souple et revitalisée. L'acide hyaluronique est un puissant agent hydratant qui aide à retenir l'humidité dans la peau, la laissant douce et repulpée. La glycérine végétale est un humectant naturel qui attire l'humidité de l'air vers la peau, aidant ainsi à maintenir l'hydratation. L'aloe vera est apaisant, hydratant et riche en nutriments bénéfiques pour la peau. Il aide à calmer les irritations cutanées et à prévenir la déshydratation.

Ingrédients :

- 1 cuillère à soupe de poudre d'acide hyaluronique
- 2 cuillères à soupe de glycérine végétale
- 2 cuillères à soupe de gel d'aloe vera

Préparation :

- Dans un bol propre, mélangez la poudre d'acide hyaluronique avec la glycérine végétale jusqu'à obtenir une consistance lisse.
- Ajoutez ensuite le gel d'aloe vera au mélange et remuez bien pour obtenir une texture homogène.

Utilisation :

Appliquez le masque sur votre visage propre légèrement humidifié avec un hydrolat. Assurez-vous de le répartir uniformément sur l'ensemble de votre visage et de votre cou. Laissez le masque agir pendant environ 15 à 20 minutes, jusqu'à ce qu'il soit légèrement collant. Rincez abondamment à l'eau tiède pour éliminer le masque. Terminez en appliquant votre crème hydratante habituelle pour emprisonner l'humidité.

Utilisez-le une à deux fois par semaine pour des résultats optimaux tout au long de l'année.

Chantilly de karité

Cette chantilly est polyvalente. Vous pouvez l'utiliser comme soin nourrissant pour le corps, voire pour le visage si vous avez la peau sèche, ainsi que pour les cheveux secs ou indisciplinés. Toute la famille pourra profiter de ce soin fabuleux et nourrissant, y compris les tout-petits. Cette chantilly de karité est protectrice, embaumant votre corps de délicieuses notes suaves et gourmandes. Elle peut être étalée sans modération pour obtenir une peau lisse, souple et veloutée !

Ingrédients :

- 20 g d'huile de coco
- 5 cuillères à soupe de beurre de karité naturel (80 g)
- 25 g de gel d'aloe vera
- 20 g de macérât huileux de vanille
- 5 gouttes de vitamine E (facultatif)

Préparation :

- Dans un grand récipient, à l'aide d'un batteur électrique, commencez par mélanger l'huile de coco et le beurre de karité.
- Ensuite, sans cesser de fouetter la préparation, ajoutez le gel d'aloe vera, le macérât huileux de vanille et, si vous le souhaitez, la vitamine E.
- Continuez à battre jusqu'à obtenir une texture légère et aérée qui ressemble à de la crème fraîche. Malgré l'apparence alléchante de la préparation, il est interdit d'y goûter !

Utilisation :

Appliquez un tout petit peu de cette chantilly sur le visage en tant que soin pour une peau très sèche en hiver, ou utilisez-la comme soin quotidien après la douche sur le corps. Vous pouvez aussi en appliquer une petite quantité sur les lèvres pour les protéger du froid, ou en utiliser 1 cuillère à café comme masque capillaire 20 minutes avant le shampooing.

Conservation :

La chantilly de karité se conserve entre 6 mois et 1 an.

Conclusion

Cette vision de la Beauté Vivante peut sembler à contre-courant, car je n'utilise plus les termes tels que « antirides », « anticellulite » ou « antipoches ». J'ai pris cette décision car je pense que ces termes nous imposent des normes de beauté qui créent trop de complexes. Notre peau et notre corps sont le reflet de notre histoire ; nous vieillissons et nous finirons tous par avoir des rides ou un relâchement cutané. L'idée de la Beauté Vivante consiste à accepter les changements de notre corps, à les honorer pour bien vieillir et à préserver le capital beauté que nous possédons tous.

Cependant, je ne suis pas opposée à la chirurgie réparatrice ou esthétique. Ce livre n'a pas pour but de vous dicter votre conception de la beauté. Mon objectif était de vous guider vers une beauté plus authentique, plus vraie, plus en accord avec vous-même, et moins contraignante ou invasive.

J'ai essayé de vous transmettre une façon de rayonner et de vous connecter au monde vivant qui nous entoure. N'oubliez jamais que vous avez le droit d'être vous-même, avec toutes vos émotions, et que la quête du bonheur n'exclut pas la réalité de la vie avec ses hauts et ses bas.

Carnet d'adresses

Vous n'êtes pas encore totalement à l'aise pour réaliser vos recettes maison ? Voici 20 marques de cosmétiques aux ingrédients vivants que je recommande.

Makesenz

Bobone

Bioflore

Nature Kosmika

Indigène

Alinessence

Oh Lou Lou !

oOlution

Intimu

Mádara

Distillerie Saint-Hilaire

Jabón de Mallorca

Beauty Garden

Clémence & Vivien

Cozie

Wapi Green Beauty

TERRA iPSUM

Pai Skincare

Les Artistes de Nature

IBBEO Cosmétiques

Ainsi que trois marques de maquillage clean :

Mádara

Lily Lolo

Boho Green

Remerciements

Je tiens sincèrement à exprimer ma gratitude envers certaines personnes qui ont été une source d'inspiration essentielle dans l'élaboration de ce livre. Tout d'abord, je souhaite adresser mes remerciements à Julien Kaibeck, qui m'a ouvert les portes du monde de l'édition et qui est une source d'inspiration majeure dans mon parcours en tant qu'esthéticienne au naturel, depuis plus de dix ans.

Je tiens également à exprimer ma reconnaissance envers le docteur nutritionniste Olivier Mullens et le docteur dermatologue Pierrette Gengoux, qui ont généreusement pris de leur temps pour valider mes interrogations scientifiques et contribuer à rendre cet ouvrage aussi précis que possible.

Mes remerciements vont également à Véronique, Victoria et Mayia. Malgré leurs emplois du temps chargés d'entrepreneuses du « mieux-être », elles ont partagé leur précieuse expertise pour enrichir mon guide.

Enfin, je souhaite exprimer ma gratitude envers « la famille, les amis », mes client(e)s et l'ensemble de ma communauté sur les réseaux sociaux, qui me soutiennent et m'encouragent à poursuivre mon cheminement professionnel.

Bibliographie

ADDEY, Agnès, *Le Grand Livre des huiles essentielles*, Le lotus et l'éléphant, 2021.

BAUDOUX, Dominique, *Cahier pratique n° 2 : dermatologie* ; *Cahier pratique n° 5 : grossesse* (Collection Les cahiers pratiques d'aromathérapie selon l'école française).

BITSAS, André, *Aromathérapie corps et âme*, Amyris, 2009.

BRADFORD, Nikki, *Heal Yourself with Flowers and Other Essences*, Quadrille, 2005.

CLERGEAUD, Chantal et Lionel, *Les Huiles végétales*, Amyris, 2003.

DUPONT, Paul, *Soigner sa peau au naturel*, Eyrolles, 2016.

FANIEL, Alain, *L'Olfactothérapie*, Amyris, 2012.

FESTY, Danièle, *Ma Bible des huiles essentielles*, Leduc, 2008.

FRANCHOMME, Pierre, PÉNOËL, Daniel, L'*Aromathérapie exactement*, Roger Jollois, 2001.

KAIBECK, Julien, *Bien-être au naturel*, Solar, 2016.

KAIBECK, Julien, *Adoptez la Slow Cosmétique*, Leduc, 2017.

KAIBECK, Julien, CASAMAYOU, Annie, *SOS peau au naturel*, Leduc, 2014.

RUIZ, Don Miguel, *La Maîtrise de l'amour*, Jouvence, 2022.

Thich Nhat Hanh, *The Miracle of Mindfulness : An Introduction to the Practice of Meditation*, Beacon Press, 1999.

TOLLE, Eckhart, *Le Pouvoir du moment présent*, J'ai lu, 2010.

Table des matières

Sommaire 5

Introduction 7

PARTIE 1
À LA DÉCOUVERTE DE LA BEAUTÉ VIVANTE **11**

La peau, un organe vivant **13**
Trois couches 13
Des fonctions vitales 15
Quel est mon type de peau ? 16
La sensibilité, une notion très subjective 21
Prendre soin de sa peau au fil du temps 22

Qu'est-ce que la Beauté Vivante ? **25**
Une nouvelle approche pour prendre soin de soi 25
Les 5 fondamentaux de la Beauté Vivante 27
1. La beauté au-delà de l'apparence physique *27*
2. La pleine conscience *28*
3. La « beauty food » *29*
4. Des ingrédients vivants *31*
5. Tout est cyclique *33*

Comment choisir ses cosmétiques en Beauté Vivante ? **35**
Les antioxydants 37

La vitamine C, la super-héroïne de l'éclat 37
La vitamine E, championne de l'hydratation 38
La vitamine A, la redoutable guerrière aux multiples visages 39
Le bêtacarotène 40
Le resvératrol 40
Les peptides 41
Les enzymes 41
Les AHA (alpha-hydroxyacides) 42
L'acide hyaluronique 42
Les probiotiques 43
Les cellules souches 43

Confectionner votre huile de soin en Beauté Vivante 44
Les huiles végétales superactives 44
L'huile de nigelle, la puissance mystique de l'Orient 44
Le beurre de karité, le bouclier réparateur venu d'Afrique 45
L'huile végétale de jojoba, l'or des Incas 46
Le macérât huileux de calendula, la caresse du soleil 47
Le macérât huileux de vanille, l'huile irrésistible 48
L'huile végétale de pépins de framboise, le trésor fruité 49
L'huile végétale de prune, la bienfaitrice gourmande 50
L'huile végétale d'amande douce, le pansement végétal 50
L'huile végétale de noyaux d'abricot, la lumineuse 52
Les huiles de rosiers sauvages, fascinantes 53
L'huile de coco, l'or blanc des tropiques 55
Les huiles essentielles 58
À vous de créer votre huile de beauté ! 65

Mes autres outils 69
Cultiver votre bonheur intérieur et rayonner de beauté 69
Mes tisanes et gélules beauté 74

PARTIE 2
MES ROUTINES DE BEAUTÉ VIVANTE 77

Ma routine quotidienne sur 24 heures 79

Ma routine universelle du matin 82
Rafraîchir sa peau avec un hydrolat, pour aider à éliminer les toxines 82
Appliquer un sérum de jour (étape facultative) 82
Hydrater sa peau avec une crème de jour, pour la protéger..... 83
Appliquer un contour des yeux (étape facultative) 84

Ma routine universelle du soir 86
Se démaquiller, une étape indispensable 86
Le démaquillage minimaliste 86
Le démaquillage avec des produits de beauté démaquillants prêts à l'emploi 88
Se laver le visage, pour oxygéner la peau 89
Pour un nettoyage simple et zéro déchet : l'argile blanche 89
Se nettoyer la peau avec des produits prêts à l'emploi 90
Tonifier sa peau, plus que nécessaire 91
Comment utiliser l'hydrolat ? 92
Quel hydrolat choisir ? 93
Appliquer un soin ciblé (sérum ou huile de beauté) 94
La touche finale : hydrater avec une crème et un contour des yeux 96
Crème et sérum : quelle différence ? 96
Crème de jour et crème de nuit : quelle différence ? 97
Les produits pour le contour des yeux 100
Trois variantes du rituel du soir 101
La routine pour les peaux très sensibles 101
La routine minimaliste (pour les amateurs du zéro déchet ou presque) 102
La routine « Less is more » 103

Ma routine gommage ou masque, une fois par semaine........104
Les gommages..104
Les masques..105

Ma routine massage du visage..106

Mes routines beauté au rythme des saisons.........................110
L'été : profiter et protéger...112
Les ajustements à faire dans sa routine beauté du quotidien....... 112
Mes rituels peau d'été.. 113
Les huiles essentielles fruitées pour la maison.......................... 115
Beauty food.. 116
L'automne : préparer et renforcer.. 118
Les ajustements à faire dans sa routine beauté du quotidien....... 118
Mes rituels peau et cheveux d'automne.................................. 119
Les huiles essentielles pour la maison.................................... 122
Beauty food.. 123
L'hiver : nourrir et chérir... 124
Les ajustements à faire dans sa routine au quotidien................. 124
Mes rituels peau d'hiver.. 125
Les huiles essentielles pour l'hiver.. 127
Beauty food.. 127
Le printemps : détoxifier et énergiser.................................. 128
Quelques ajustements à faire dans sa routine au quotidien......... 129
Mes rituels peau du printemps... 129
Les huiles essentielles pour le printemps................................ 130
Beauty food.. 131
Pour toute l'année.. 132

Mes routines sur mesure...133
Acné... 133
Mes astuces ultimes contre l'acné... 135
Mes tops ingrédients cosmétiques contre l'acné......................... 138
Rosacée et couperose.. 140
Les facteurs déclencheurs à essayer de dompter......................141
Mes astuces... 142

Taches d'hyperpigmentation 143
Les traitements naturels *144*

PARTIE 3
MON CARNET DE RECETTES 147

Les produits du quotidien 149
Démaquillant doux pour le visage et les yeux 149
Pâte nettoyante à l'argile blanche 150
Eau florale nocturne aux huiles essentielles 151
Eau botanique de jour 153
Prunelle de tes yeux 154
Crème de jour et de nuit universelle 154

Les soins spéciaux à faire occasionnellement 157
Masque visage à l'orange et à l'amande 157
Parfum solide aux huiles essentielles 158
Masque bonne mine à l'argile rouge 162
Pâte purifiante au ghassoul et romarin 163
Masque « Aqua Glow » 165
Chantilly de karité 166

Conclusion 169

Carnet d'adresses 171

Remerciements 173

Bibliographie 175

Biographie

Rachel Dipinto est aromathérapeute, herbaliste diplômée et esthéticienne professionnelle. Pratiquant au départ dans des instituts classiques, elle a souffert des effets secondaires des produits conventionnels au point de ne plus pouvoir exercer son métier. Elle a alors décidé de le réinventer et s'est convertie à la slow cosmétique pour créer à Bruxelles le concept d'un institut centré sur le bien-être au naturel. Elle est très régulièrement sollicitée par les médias belges et français.

Son blog : www.ecoledebeautevivante.com.

De la même auteure :

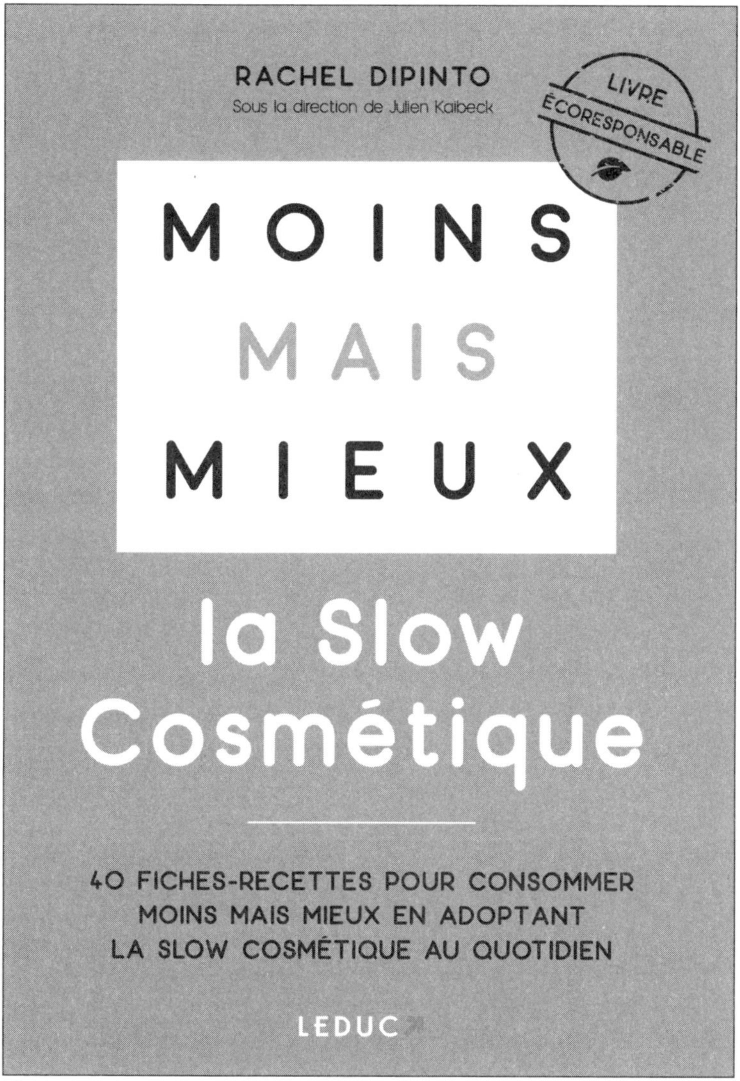

160 pages

14,90 €

Découvrez aussi :

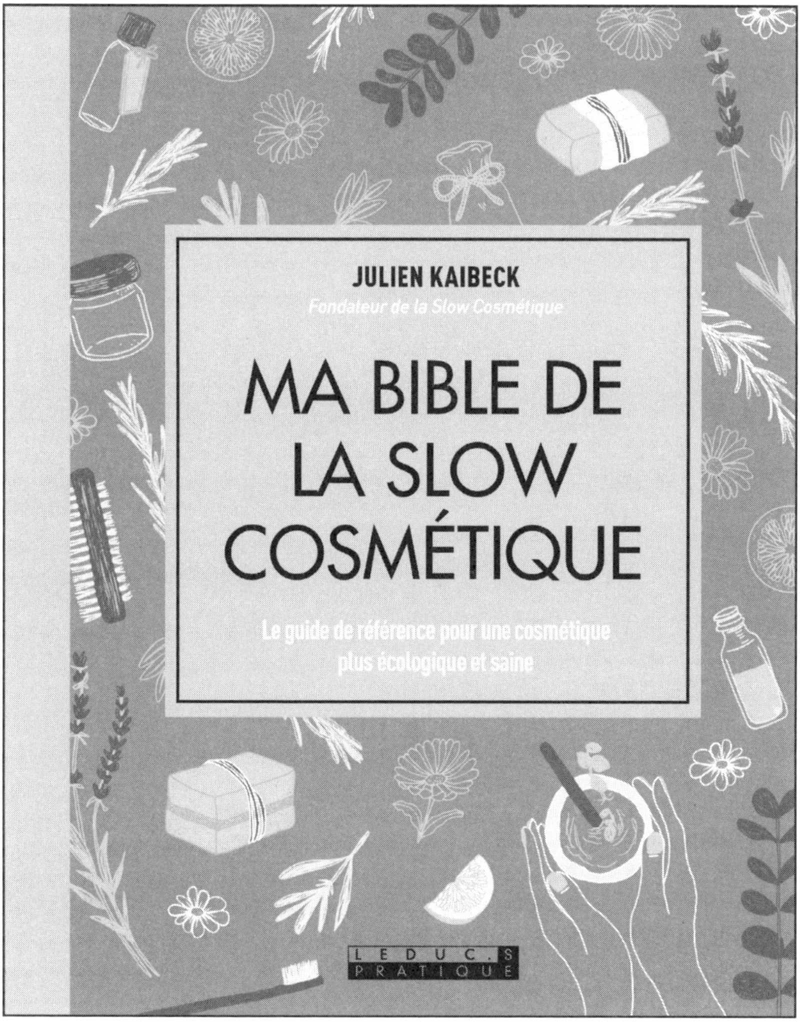

368 pages

29,90 €

Cet ouvrage est composé de matériaux issus de forêts bien gérées certifiées FSC®, de matériaux recyclés et de matériaux issus d'autres sources contrôlées.
Le Forest Stewardship Council® est une organisation internationale non gouvernementale qui encourage une gestion écologiquement adaptée, socialement bénéfique et économiquement viable des forêts de la planète.
Pour en savoir plus, consultez le site *www.fsc.org*

FSC
www.fsc.org
MIXTE
Papier | Pour une gestion forestière responsable
FSC® C022829

Achevé d'imprimer en avril 2024
sur les presses de la Nouvelle Imprimerie Laballery
58500 Clamecy
Dépôt légal : mai 2024
N° d'impression : 403031

Imprimé en France

La Nouvelle Imprimerie Laballery est titulaire
de la marque Imprim'Vert®